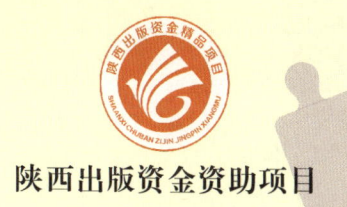

陕西出版资金资助项目

孤独症谱系障碍
康复案例解析

◎主 编 陈艳妮

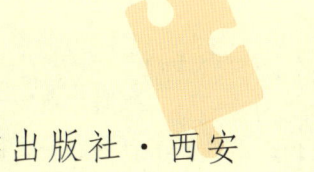

图书在版编目（CIP）数据

孤独症谱系障碍康复案例解析/陈艳妮主编. —西安：第四军医大学出版社，2015.11
ISBN 978-7-5662-0838-5

I. ①孤… II. ①陈… III. ①孤独症-康复训练 IV. ①R749.940.9

中国版本图书馆 CIP 数据核字（2015）第 284891 号

guduzheng puxi zhangai kangfu anli jiexi
孤独症谱系障碍康复案例解析

出版人：富　明　　　责任编辑：土丽艳　崔宝莹

出版发行：第四军医大学出版社
地址：西安市长乐西路 17 号　邮编：710032
电话：029-84776765　传真：029-84776764
网址：http://press.fmmu.edu.cn

制版：新纪元文化传播
印刷：西安市建明工贸有限责任公司
版次：2015 年 12 月第 1 版　2015 年 12 月第 1 次印刷
开本：787×1092　1/16　印张：12.25　字数：170 千字
书号：ISBN 978-7-5662-0838-5/R·1657
定价：29.00 元

版权所有　侵权必究
购买本社图书，凡有缺、倒、脱页者，本社负责调换

作者简介

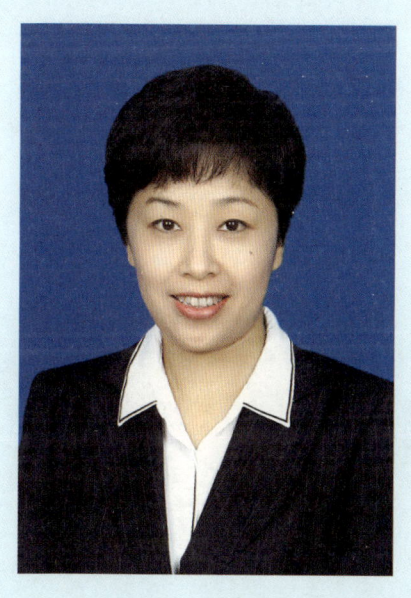

陈艳妮，主任医师，医学博士，硕士研究生导师，美国俄克拉荷马大学医学中心访问学者，西安市突出贡献专家，长期从事儿童康复保健工作，现就职于西安市儿童医院。

承担国家自然科学基金等国家及省部级课题4项，发表论文40余篇（SCI收录6篇，EI收录1篇），主编专著2部；负责项目获市级科技进步三等奖1项，局级科技进步二等奖1项；主要参与课题获中国残疾人联合会国家级课题一等奖1项，陕西省高等学校科技进步二等奖1项。

兼任中华医学会儿科学分会委员、儿童保健学组委员，中国康复学会儿童康复专业委员会委员，中国医师协会康复医师分会委员，陕西省医学会儿童保健分会主任委员，《中国实用儿科杂志》、《中华实用儿科临床杂志》、《中国儿童保健杂志》等期刊编委。

PREFACE 前言

近年来，儿童孤独症谱系障碍患病率有增加的趋势。在这种疾病的长期康复中，专业人员和家长都承担着重要的任务。从事孤独症康复工作这些年来，我们接触了很多孤独症患儿家长，他们面对这种疾病时，从最初的困惑、无助、四处求医、机械地尝试各种办法到系统地接受或进行康复治疗，其间走了不少弯路。该病的主要症状是"社会交流障碍"，而针对此症状的康复理论不易被理解。所以作者结合多年的临床经验，应用案例解析的形式阐述康复理论，便于患儿家长理解和掌握孤独症谱系障碍的症状本质和康复方法，引导他们尽早开始正确的康复训练。

书中内容分为上下两篇，上篇为孤独症谱系障碍概述，主要介绍了儿童孤独症被认识和命名的过程、病因、患儿的行为表现、临床特点等相关内容；下篇为常用干预方法及案例解析，主要介绍了应用行为分析法、结构化教育、图片交换沟通法、人际关系型发展干预、融合式教育、蒙台梭利教育、波特奇教育、双溪个体化教育、游戏疗法、语言行为里程碑评估及安置程序、孤独症的语言问题及药物治疗等12种方法，将难于理解和掌握的康复理论知识与具体的康复案例有机结合，通俗易懂，从新的视角为患儿家长、康复专业人员、教育工作者及研究人员提供指导。

需要提醒读者的是，孤独症谱系障碍的康复方法较多，后续可能还会有新的方法出现，每一种方法的出现都有它的客观性和适应人群，所以读者应该领会这些方法的本质，根据患儿的实际情况综合运用。

全书编写过程中参考、引用了国内外的有关资料，对此，特向原作者致谢。本书的出版获得陕西出版资金资助，在此亦表示诚挚的感谢。由于作者水平有限，书中难免存在疏漏之处，恳请广大读者批评指正。

陈艳妮
2015 年 10 月

CONTENTS 目 录

上 篇
孤独症谱系障碍概述

下 篇
孤独症谱系障碍的常用干预方法及案例解析

第一章　应用行为分析法　/9
　　一、回合式教学简介　/9
　　二、回合式教学案例解析　/13
　　三、关键反应训练　/30
　　四、关键反应训练案例解析　/33

第二章　结构化教育　/43
　　一、结构化教育的特点　/45
　　二、结构化教育训练计划　/45
　　三、案例解析　/53

第三章　图片交换沟通法　/56
　　一、准备阶段　/56

二、主要实施阶段　/56

三、案例解析　/61

第四章　人际关系型发展干预　/63

一、社交体系与技能的划分　/63

二、人际交往的六个阶段　/65

三、孤独症患者人际交往的缺陷　/66

四、人际发展介入的康复介入　/67

五、人际发展介入康复介入基本特点　/69

六、治疗原则　/70

七、案例解析　/84

第五章　融合式教育　/86

一、概述　/86

二、家庭生活中的社会融合教育　/89

三、幼儿园的融合教育　/92

四、普通学校的融合教育　/97

第六章　蒙台梭利教育　/102

一、蒙台梭利的环境要求　/102

二、蒙台梭利的教育内容　/103

三、蒙台梭利教育中自由的原则　/104

第七章　波特奇教育　/105

一、波特奇早期教育方法　/105

二、行为核对表介绍　/107

三、指导卡介绍　/108

四、使用手册介绍　/109

第八章　双溪个体化教育　/112

　　一、双溪个别化教育课程简介　/112

　　二、评量表举例　/113

　　三、制订个别化教学计划　/116

第九章　游戏疗法　/118

　　一、玩具的选择　/118

　　二、游戏室的布置　/119

　　三、游戏中的交流　/119

　　四、游戏前的能力准备　/121

　　五、游戏的注意事项　/121

　　六、游戏的基本种类　/123

　　七、案例解析　/125

第十章　语言行为里程碑评估及安置程序　/154

第十一章　孤独症的语言问题　/156

第十二章　药物治疗　/159

参考文献　/162

附录　/163

　　附录一　改良婴幼儿孤独症量表　/163

　　附录二　儿童孤独症家长评定量表　/165

　　附录三　儿童孤独症评定量表　/168

　　附录四　儿童适应行为评定量表　/173

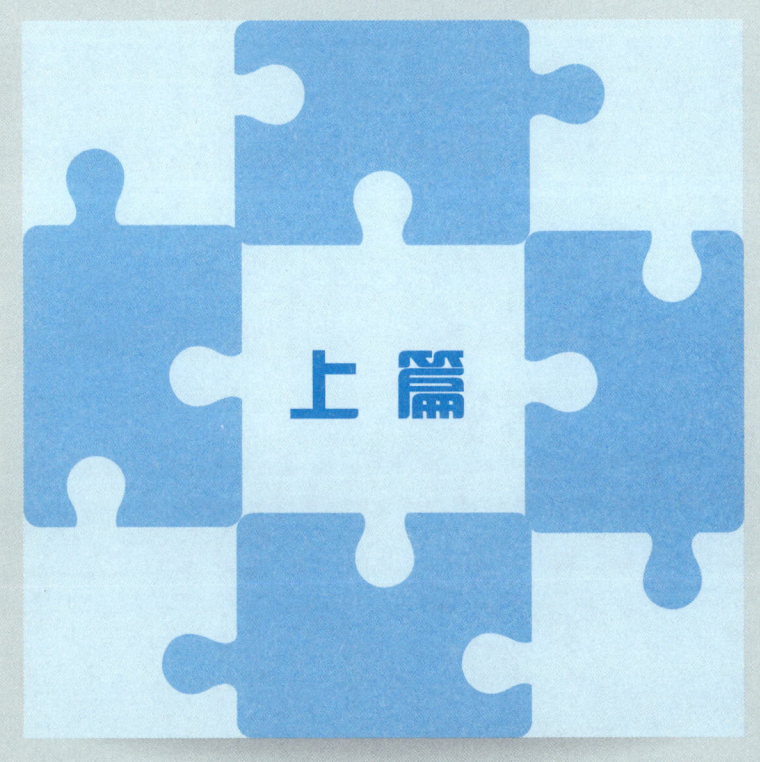

上篇

孤独症谱系障碍概述

上篇 孤独症谱系障碍概述

儿童孤独症由美国儿童精神病学家 Leo Kanner 于 1943 年首先描述。Kanner 注意到一批被诊断为儿童精神病的患者,从婴儿时期开始,"天生的不与周围的人建立正常的情感关系",似乎与环境是隔离的,语言异常或根本就没有语言,不寻求拥抱,待人如同待物,很少有目光接触,行为刻板等。他将这种疾病称为"孤独性情感交往紊乱",即现在的儿童孤独症。"孤独症"和"自闭症"同为英文单词"autism"的译文。"孤独症"主要被中国大陆地区医学界及特殊教育界所使用,"自闭症"则是在大陆以外的中国台湾、香港地区、日本、新加坡、马来西亚等使用汉字或汉语的地方使用。autism 一词源于希腊语"autor",原意为自我,用来描述孤独症的突出特征——自我兴趣。

早在孤独症被认识和命名之前,具备所有孤独症表现形式的儿童和成人可能就已经出现在我们的生活中了,人们传说中出现了被称为"仙女"的孩子,他们被描述为"非常漂亮,但与人类社会格格不入,对人态度疏远"。

1980 年以前,研究者一直认为孤独症是一种罕见病,发病率为 2‰~3‰。自 1980 年后各国报道孤独症患病率呈显著上升的趋势。2000 年美国国立研究所公布的数据,美国孤独症的患病率为 20‰,2004 年美国新泽西州的一项调查广泛性发育障碍患病率高达 67‰,其中孤独症 40‰,其他类型 27‰。孤独症在世界各国各个种族均有发现,尽管各国发病率报道不一,但是出现患病率上升的趋势却是相同的。1982 年在我国首先报道了 4 例儿童孤独症,但是我国目前没有患病率的流行病学调查。该病男女发病率差异显著,国外报道男女比例约为 4:1。有研究认为,女性患儿病情更为严重,且有认知障碍家族史者偏多。

在相当长的时间里,人们都相信 Bettleheim 早年提出的病因学说,即孤独症是由于父母亲在情感方面的冷淡和教养过分形式化所造成的，这对父母伤害很大，加剧了家长的痛苦，他们生养了自己无法理解其行为的孩子，这使他们很内疚，也毁灭了他们帮助自己孩子的信心。

经过近几十年的广泛研究，现在已经证实孤独症与父母教养方式无因果关系，而所谓的一部分孤独症父母表现的冷漠和教养形式化、其双生子同病发生率高、同胞同病发生率高等现实表明父母可能存在轻度的类似症状，所以他们对孩子感情淡漠。越来越多的证据表明生物学因素在孤独症的发病中起着重要的作用，成为目前的研究热点。然而单纯的遗传因素不能解释孤独症近年来发生率增高的现象，所以环境因素的作用也是专业讨论的重点。

孤独症儿童的行为表现是由于发育方面的种种障碍所引起的，始于出生时或者婴幼儿期，随着大脑功能研究技术的提高，人们正在逐渐认识到孤独症脑发育方面的问题，人们已清楚地认识到孤独症的发生是大脑器质性病变的问题，与父母抚养孩子的方式没有因果关系。一些精神学家曾经认为，孤独症儿童是儿童精神分裂症的一种表现形式，但目前这种观点已逐渐被否定了。尽管目前孤独症发病率的增高与人们认识水平的提高和诊断标准变化等因素有关，但是绝对数字上升也是事实。因此环境致病因素依然是学者们探究的一个方向。

综合有关研究，学者趋向于认为存在孤独症遗传易患性的儿童，在诸如感染、宫内或围生期损伤等环境有害因素影响下（第二次打击学说），神经系统发育异常，从而导致自婴儿时期开始，在感知觉以及认知加工等神经系统高级功能方面有异于正常发育的儿童，表现为孤独症。

20世纪70—80年代，随着对孤独症研究的深入，学者开始认真地思考和提倡一种新的概念，即孤独症是范围更广的一种谱系障碍，这种概念的变化可以从国际两大精神疾病和行为障碍分类体系《国际疾病与相关健康问题统计分类（ICD）》和《精神疾病诊断和统计手册（DSM）》中体现出来。第 1 版 ICD 未出现孤独症，第 8 版 ICD（1967 年）将孤独症作为精神分裂症的一种形式被提及，第 10 版 ICD（1992 年）和第 3、4 版 DSM（1980 年，1994 年）中的概念逐渐出现孤独症谱系的现代观念，认为该病是一种"发育障碍"而非"精神病"。

在认识孤独症的过程中出现过阿斯伯格综合征、高功能孤独症及不典型孤独症等名词，其实他们是程度不同的一些表现。其中阿斯伯格患儿语言功能是基本正常的，且有交流意识，但社会交流功能明显出现障碍。高功能孤独症的孩子在某些领域的记忆功能明显高于一般人，但社会交流障碍、言语功能明显存在损害。不典型孤独症孩子有一些交流能力，主要是孩子经常体验的一些社会场景相关的交流，但话题难持续，间接获得的社会交流能力有质的障碍。这些特指的孤独症都存在刻板和狭隘的兴趣。目前孤独症的诊断主要参照 2013 年 5 月颁布的《美国疾病诊断与统计手册（第 5 版）》，不再出现阿斯伯格综合征、高功能孤独症及不典型孤独症等，直接命名为"孤独症谱系障碍"，主要因为这些特殊类型都是一个病的不同程度。

自从人们认识到孤独症是由于儿童发育中的问题引起的，就一直在探究究竟是哪些技能未得到适当的发展。曾经人们认为语言发展障碍是孤独症的主要问题，想通过一种替代方式来弥补语言的问题，随着认识的深入，人们发现有些孤独症孩子有良好的语法和词汇，甚至也具有一些肢体沟通能力，但仍是孤独症患者，这使得人们渐渐认识到这种疾病是多种机能损伤的多样临床表现。

根据目前对孤独症的认识，在出生的早期缺乏社会互动方面的兴趣表现的较早和明显，即便有些孩子在早期还没有出现明显的语言障碍，这种社会互动方面的淡漠已表现出来。例如，对母亲或养育者的表情语言的反应淡漠、无主动寻求安抚分享的欲望等表现。随着年龄的增加，孤独症患儿的社交技能缺陷就表现出来了。儿童玩玩具最初是单纯为了颜色、声音等的感觉刺激,随后会出现明显的目的性,也出现假扮游戏的表现。比如,开始孩子选择玩的玩具是被玩具的声音或颜色吸引,为了听声音或看颜色而持续地玩耍,随后他们可以发挥想象力把纸盒当做车厢,再后来会在此基础上开拓用汽车运送各种物品的能力。对于正常孩子,这些能力的出现是自然的,是融入社会的必须技能。而孤独症孩子这种技能却出现障碍,他们的社会想象、沟通和互动都会出现问题,他们没有足够的能力将记忆中的信息和目前发生的事件整合在一起,不懂得如何去总结经验,不能预测将发生的事情,不会制订计划,难以把时间和空间有序地组织起来,不能够从经验中学习,所以社会互动障碍成为孤独症的一个重大特征。

由于孤独症谱系障碍的临床表现以许多不同的方式呈现,其中一些很轻微,因而不易识别。孤独症谱系障碍可能与多种程度的智力障碍同时出现,所以同一症状的表现形式可能不同,会混淆人们对该病的认识。随着年龄的增加,孤独症的行为模式会发生变化。行为表现也可能根据环境而发生变化,所有以上的因素都可能干扰人们对该病的认识和诊断,所以临床诊断前要仔细观察、询问及判断,然后诊断或定期随诊观察。

基于孤独症的这些临床特点,在日常临床工作中我们花费大量的时间和资金去设法归结患儿是哪种亚群的意义不大,所以2013年的DSM5的诊断标准中不再将孤独症谱系障碍分为各亚群,而诊断为孤独症谱系障碍。

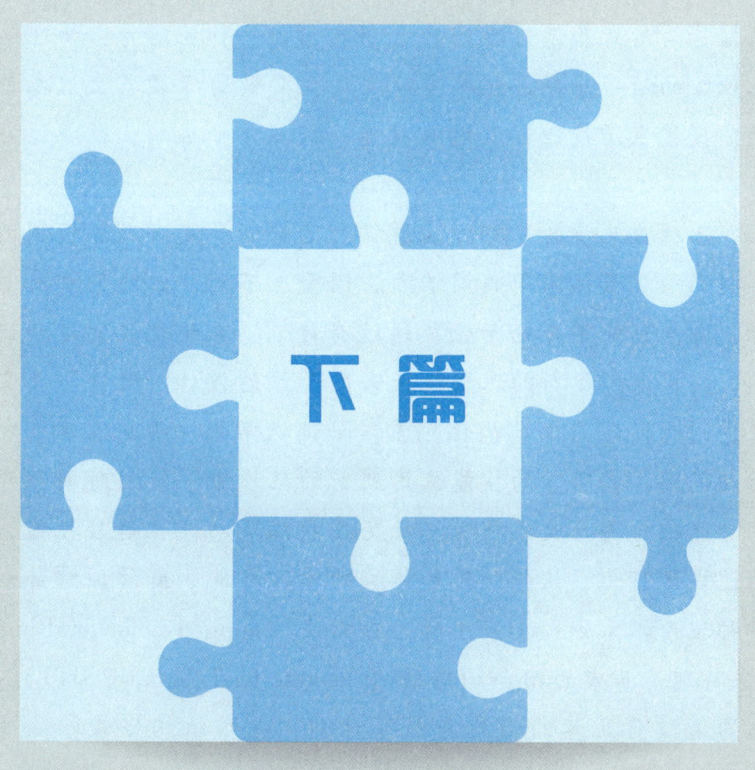

下篇

孤独症谱系障碍的常用
干预方法及案例解析

孤独症谱系障碍治疗的主要目标是通过减少障碍的核心症状、促进发育和学习、提升社会交往功能、减少不良的适应性行为，最大程度地给予家庭教育支持和最终提高患儿的社会独立功能和生存质量。干预包括行为治疗和适应性治疗（语言治疗、作业治疗、物理治疗），这是孤独症的治疗基础。这些治疗方法主要致力于改善交流功能、社交技能、日常生活技能以及游戏技能，提高学业成绩，改善适应不良性行为。

治疗孤独症儿童的早期方法遵循行为分析、发育及环境因素对症状改善的影响。虽然不同的训练方法侧重点不同，但他们都有着共同的目标，即尽可能早开始干预，通过有计划、系统化康复过程进行密集干预，提供老师参与的课程包括家庭干预的设计，促进与正常同龄儿交往，同时掺入高级结构化元素，如惯例常规、视觉活动安排、清晰化活动范围，将所学的技能应用到新的环境中；使用时间程序表帮助建立功能性自发性交流技能、社交技能以及功能性适应技能，减少不良的适应性行为、认知行为和传统的学习技能。好的训练计划应包含有多种理论体系如：①应用行为分析法（applied behavioral analysis, ABA），特别是其中的回合训练法（discrete trial therapy, DTT）。即孤独症与沟通障碍儿童的治疗与教育计划，也叫结构化教学法（treatment and education of autistic and related communication handicapped children, TEACH)；②融合式教育；③人际关系型发展干预（relationship development intervention, RDI)；④图片交流法；⑤社交故事；⑥地板时光等。多数用于孤独症的康复方案是以社区为基础，以个体化教育程序为背景的选择性治疗方案。

第一章 应用行为分析法

应用行为分析法（ABA）是 1987 年由 Lovaas 报道的。他通过对 19 例孤独症儿童采用 ABA 疗法干预 2 年时间，其中 9 例儿童疗效明显，这一报道引起轰动。此后一些研究者重复了该实验，也取得了一定的疗效。ABA 采用的是塑造原理，以正性强化为主来刺激患儿各项能力的发展，其核心技术是回合式教学（DTT）。典型 DTT 技术包括：①任务分析与分解；②分解任务强化训练：在一定时间内只进行某分接任务的训练；③奖励（正性强化）任务完成：每完成一个任务都要给强化；④辅助：根据儿童情况给予一定的提示和帮助；⑤停顿：在 2 个分解任务训练之间要有短暂的休息。该方法要求个体化、系统化、严格性、一致性、科学性。治疗强调每周 40 个小时。由于 ABA 方法结构化、教学系统化、操作目标化，非专业人员也可以操作，有一定的实践性。

一、回合式教学简介

DTT 是 ABA 的一种衍生方法，是一种积极的教学方法。传统教学方法是让儿童坐在教室里被动听老师讲课，但孤独症孩子很难安静坐在那里听课，DTT 每下一次"指令"就要求"反应"一次，可以刺激听课者的注意力。DTT 使用过程中要把培养的行为分解成若干个子行为，也就是分解为一连串的小步骤动作行为，让孩子按顺序逐个学习每个小动作，最后完成目标动作（希望出现的行为）。

(一) DTT 的要素

在操作时要利用 5 个要素：指令、辅助、反应、强化、停顿。这 5 个要素按如下顺序组合。

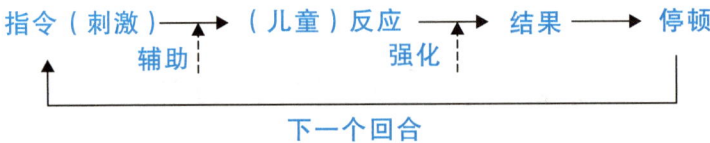

(二) DTT 的特点

1. 每项目标分解成小步骤，然后一步步学习。
2. 强化性教学，反复训练每个步骤。
3. 使用辅助帮助孩子做出正确反应。
4. 使用强化手段。

(三) 指令

指令是指孩子做出反应时所受的刺激，即为实现目标行为而提出的要求。可分为语言指令（让孩子做什么时所说的话）和非语言指令（手势、物品、动作、卡片、视觉）。注意发出语言指令时常伴随的非言语指令，并注意判断孩子对指令的应答是对语言指令的理解还是对动作的条件反射。指令在一定时间里相对统一，掌握后再适度变化。如果指令发出后没有应答，则需要辅助完成指令后再发出指令。指令要及时和简明，这样才有可实现性。

(四) 反应

孩子对指令发应的标准要一致化，要注意反应中是否有不良行为。一般的反应有 4 种形式，即正确反应、有辅助的正确反应、错误反应和无反应。无反应的时间定为 5 秒钟。对不同反应的操作步骤如下：

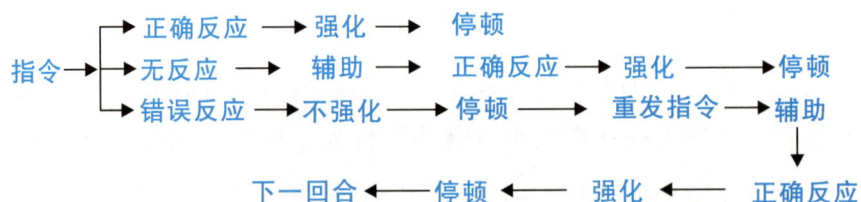

（五）辅助

又称"提示"，一种附加的刺激，在孩子不能完成任务时给予的帮助。

1. 辅助有如下形式

（1）身体辅助　通过身体接触的方式帮助儿童完成正确反应，包括完全身体反应和部分身体反应。

（2）示范　通过演示动作操作过程，帮助儿童完成正确反应。

（3）位置辅助　把刺激物放在孩子容易给出正确反应的位置。

（4）视觉辅助　利用某些媒介引导引导孩子用眼观察学习目标。视觉辅助包括手势、符号、实物、图片文字等辅助。

（5）语言辅助　用语言补充指令，示意出孩子应该有的正确反应。

2. 辅助注意事项

（1）辅助要及时，要与强化结合，要尽早撤掉辅助。

（2）撤掉辅助要以保证正确反应为前提，强度要逐渐减弱，直至撤去。

（3）遵循5秒钟原则实时等待，在孩子独立完成一两次任务后，适当延长等候时间。

（4）在每一级辅助减少或撤出前，孩子能够在此级辅助条件下成功完成几个连续回合。

（5）如果确定了在辅助水平减弱后孩子做不出正确反应，应提高或返回原强化。

（六）强化

个体在某一情境下出现某个反应时获得满意的对待，下次遇到同样情况时再做这件事的几率会增高，这种令人满意的对待便是正强化；个体在某一情境下出现某个反应时获得不满意的对待，下次遇到同样情况时再做这件事的几率会减低，这种令人不满意的对待便是负强化。

强化可以是物质的也可以是精神的。

1. 强化的分类

（1）饼干、糖果、饮料、水果等与生理需求有关的食物为初级强化物。

（2）口头赞美、拥抱、微笑等精神鼓励属于次级强化物。

2. 强化物使用注意事项

（1）要因人而异，避免过度强化。

（2）初级强化物和次级强化物要配合使用，次级强化物逐步替代初级强化物。

3. 强化物的作用方式

（1）连续性强化　即每出现1次正确反应就给予强化，多在建立新行为时出现。

（2）间歇性强化　对出现的反应给予固定（如必须举手发言2次才给1个五角星）或随机（什么时候手边有五角星，什么时候奖励举手的人）的强化，多在维持新行为时出现。强化一般从连续型向间歇性转换，当形成的行为有减弱时可增加强化频率。

4. 辅助和强化的关系

（1）相辅相成关系　辅助能让孩子明白让他们做什么，强化鼓励他们继续这样做。

（2）辅助程度不同，强化程度也不同　对独立完成的行为强化程度要强，对辅助下完成的行为强化程度要弱。

（3）辅助退缩，强化可能不减弱　辅助退缩/消失与强化的降低不一定同步，要视培训目标而定。

(七)停顿

1. 停顿的作用

(1)能使学生对发生的"反应"和"结果"的关系有一个记忆。

(2)给老师、家长一个时间思考刚才的回合,并且有时间记录患者的反应,也可以训练学生的等待能力。

2. 停顿的目的

区别两个回合,使得下一个指令开始变得非常清楚。

二、回合式教学案例解析

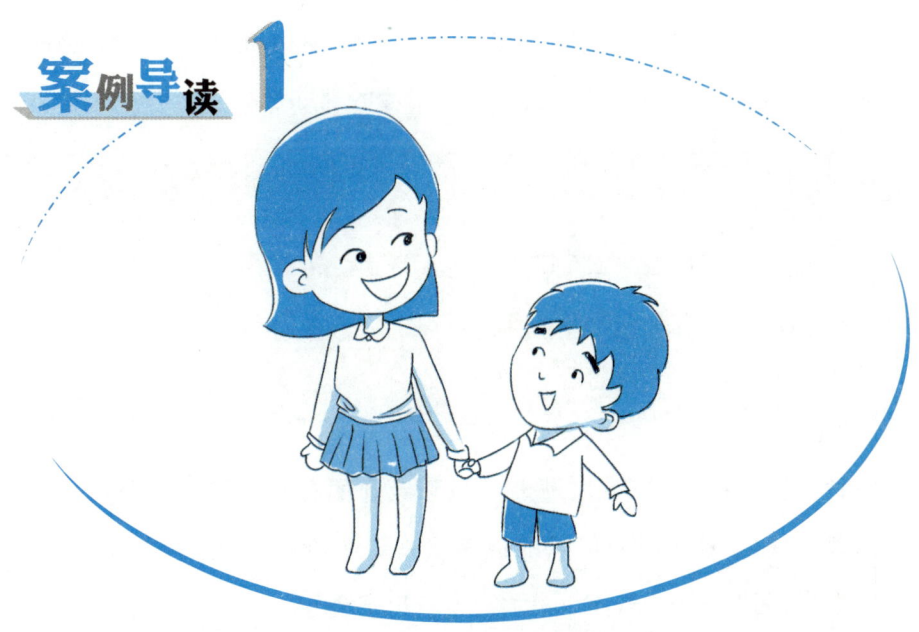

案例导读 1

概述与评估

航航,男,2岁4个月,诊断是孤独症谱系障碍。平时主要由奶奶抚养,奶奶也比较纵容孩子。1岁左右家长就发现孩子各方面能力差,跟不上同龄儿童,认为随着年龄的增长会有好转,故未就诊。直到航航2岁多了,还不会说话,也不会和别人玩,家长才带孩子初次就诊。

训练初始航航不关注周围人,无发音意识,无语言,不会笑,不能安坐,只会哭闹、来回乱跑;不怕危险,没有任何恐惧意识;在旁边大声叫他名字无反应,用手拍他也不看人。

对航航的测评比较困难,他不能听懂任何指令,完全是自我封闭的一种状态。老师尝试用红色气球在航航面前约30厘米处摇晃,其无任何反应,只是哭闹,但在奶奶(主要养育者)离开教室时他有追的行为。他对物品不关注,不能辨别常见物品,除音乐外对其他声音均无反应。不能模仿大动作,不能安坐,自己无目的地玩。不会模仿发音,哭时声音很小,不会笑,不会玩任何游戏,没有一点自我诉求的意识,家长感到孩子想吃了,把吃的拿到他面前,放嘴边他可以吃。没有恐惧感,不怕人,对训斥无任何反应。初期评估后,老师给航航制订了初步的训练目标。

目标

1. 注意老师的存在,瞬间关注他人行为。
2. 短时安坐,少许模仿动作。

过程

首先让航航适应环境,渐渐注意到老师的存在,再进行一对一的干预治疗。使用ABA针对航航的训练相关要素如下:

指令:名字——"航航",指令——"拍拍手"。

辅助:叫名字的同时,双手扶航航的脸,或辅助孩子拍手、做游戏。

反应结果:与老师目光是否对视,是否拍手或做游戏。

奖励:根据航航的接受能力而定,给予吃食物或对视微笑鼓励。

停顿:遵循5秒钟原则。

先给家长介绍了航航的一般情况,告知家长航航的整体交流水平处于婴儿状态,需要双方共同努力,家长要接受航航进教室哭的行为,

下篇　孤独症谱系障碍的常用干预方法及案例解析

得到家长理解后,开始训练。

初进教室,航航不坐,并且很难安抚,易躺倒在地上。前面几天,不做太多干预,躺下了,就扶他起来,如果坐在椅子上哭,就用很和善的表情面对他。满脸都是眼泪鼻涕时,就边叫着他的名字,边给擦着眼泪鼻涕。航航一进教室老师就和他一起坐下,拉他的小手,对着他唱歌,在欢快的歌声、微笑的表情下,加入一些抓痒痒的游戏。如此反复近2周左右。每次他闹得很厉害的时候,老师不碰他,让他尽情哭,当他慢慢平复下来后,老师再慢慢到他跟前,轻轻地去接触他。航航自己也在感觉,感到找不到别的可以依靠的人了,就开始对老师的存在有反应了,这时就可以开始进行目标训练了。

老师在他面前叫:"航航(指令)!"他根本不看,无反应(反应)。5秒钟后(停顿)再次呼叫他的名字,以此开始新的回合。同时每次看到航航没有反应后,用手扶着他的脸(辅助)与老师的目光接触,有目光接触后老师给予火腿肠(奖励),5秒钟后(停顿)再次呼叫名字重复,如此根据孩子的表现重复若干次。

大多数时候是目光对视1秒,可以说是一闪而过,但只要老师看到就一定要给予食品奖励,1个月左右食品奖励慢慢变成了精神上的奖励,即老师用上臂抱抱他(初级奖励到次级奖励)。在选择奖励物时,要与家长沟通,作为奖励物最好是孩子喜欢的食物,而且在生活中不出现或少出现,只有他表现好时,才根据他的表现选择奖励。并指导家长在生活中与老师同步进行,孩子最喜欢大人抱着他。

2个月后航航基本可间断性跟上20分钟课程,前5分钟是游戏课,中间10分钟是ABA行为塑造课,最后5分钟是动作模仿课。游戏课要从简单的游戏开始,对航航从"躲猫猫"游戏开始,视他的兴趣来决定指令的强度和辅助奖励的情况。ABA课时呼叫他的名字,训练其反应能力,这时航航已开始关注老师的行为,给予适当的辅助与奖励(辅助和奖励逐渐减少至消失);最后5分钟动作模仿课时,动作模仿要在发指令(拍拍手)的同时给予动作演示,然后根据孩子的反应运用ABA的原则给予辅助和奖励。航航有一定能力后,有时在做游戏时,老师有意停顿,他就会拉老师的手放在自己手上,说明航航已经慢慢喜欢老师了,而且对游戏的继续有要求。

4个月后,航航有一定安坐能力,与人有目光接触,逗他会笑了,除以音乐为主的游戏课外,其余课容易注意力不集中,没有主动和仿说语言。随后加强动作模仿的练习,每天两次,一次15分钟,并用ABA辅助练习动作模仿,如拍手的辅助,从扶手开始逐渐撤到扶手腕完成,再到扶胳膊、肘部、轻拍肘部完成动作,如此反复直到老师示范消失,航航自己完成。最后动作模仿"拍拍手"等都可执行。

解 析

最初2周没有具体教学内容,是让孩子适应新环境和老师,这个过程非常重要。在对孩子进行初期评估后,定出近期目标和中期目标,再分步操作,在简单的应用过程中,每一步都是以ABA的基本理论为主要基础。

初期2周指令为"航航",叫名字后关注老师,开始反应是"无反应",结果"不奖励",重发指令同前,加辅助"双手扶孩子的脸",奖励"吃火腿肠"。这个ABA的过程一定要执行,并且在最初的游戏和模仿动作中也有ABA的执行。

2个月后,指令仍为"航航",辅助"双手扶孩子的脸",奖励"从吃火腿肠初级强化物加入了拥抱、情绪调整、目光注意、表情的投入等次级强化物"。这个过程体现了ABA奖励的分级和递减过程,只有奖励完全不需要了,孩子仍然能够完成指令,孩子的行为才能真正固化。所以奖励的过程和技巧在ABA的实施中是非常重要的。

随后指令多了,加入了"拍拍手""做游戏"等指令。这时孩子对发指令

下篇 孤独症谱系障碍的常用干预方法及案例解析

时给予的辅助"扶孩子双手拍手到逐渐变为老师拍手示范"的注意明显增强,同样运用ABA的方法,4个月后无辅助下可短时执行"拍拍手"指令。

对于这个孩子的安坐,这里没有刻意训练,随着孩子的能力逐渐增强。慢慢适应了,在一些示范辅助下(与小朋友一起坐下),孩子的安静入座能力会慢慢增强。孩子慢慢有了关注意识,进而把关注他人贯穿于所有训练中。这也加强了孩子的人际交往和与他人互动的能力。全部过程都是"循序渐进环环相扣完成",所以不能心急,要有耐心,对孩子出现的每一个问题进行评估,抓住目标进行训练。整体训练中每天都要指导家长在生活中学习,在情境中应用,并解决家长遇到的问题。这个过程也强调灵活应用,若应用得好,方法过程就会看起来自然随和,应用得不好就会刻板无趣,死搬硬套。

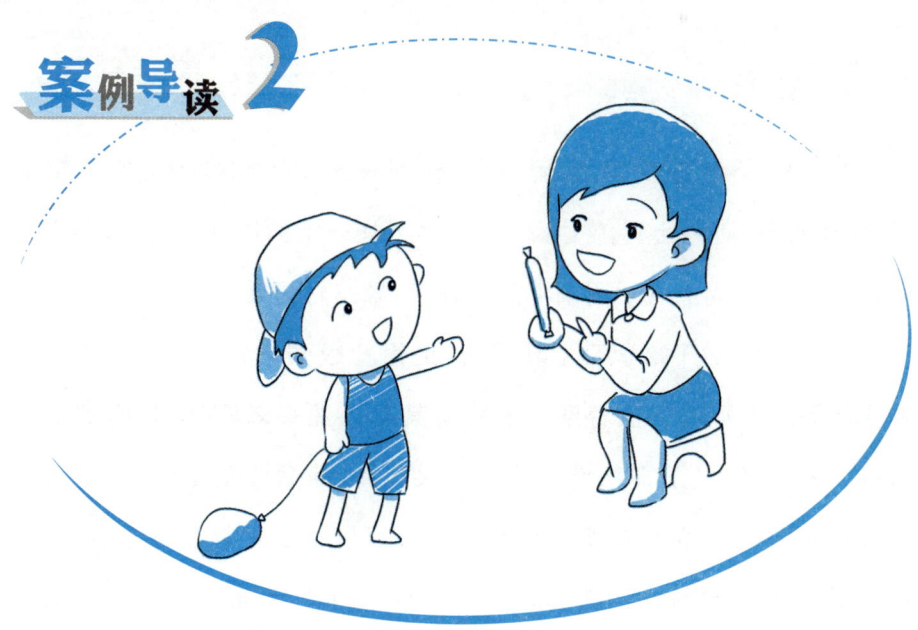

案例导读 2

概述与评估

浩浩,男,2岁5个月,有1~2秒目光接触,偶有"咿呀"音,不清晰,不能安坐,给玩具会拿,总是让人抱,不会动作模仿,不能模仿发音,情绪不稳定,易哭闹,安抚不能平静,会拉人表示自己的需求,未见其他特殊行为。

能注视光线刺激,能注意看红色气球,注意力1~2秒,放拉绳玩具,能主动去拉绳拿玩具,不能辨别常用物品,在全辅助下可根据指令指认身体部位,自语较多想上厕所时可拉着大人手说"尿尿",同时朝门外走。

目标

1. 常见生理需求下的主动语言。
2. 辨析常接触的事物。
3. 目光接触时间延长。

过程

2周内,不愿进教室,哭闹较多,时间长达25分钟左右;叫名字偶看,给予玩具,可停止哭闹1~2分钟;老师按一定的原则对待他,不会因哭闹迁就他,2周磨合后逐渐适应了环境,顺从性好转。

以"吃"指令开始学习主动语言,运用初级强化物——孩子喜欢吃的火腿肠。老师用手扶着浩浩的脸使其目光注视老师,同时用嘴型夸大的方式说"吃",随即给浩浩吃一口火腿肠,随后立刻藏起火腿肠,浩浩会左右搜寻,老师停顿5秒后根据结果可以再次重复上述行为,这样约2周后,停顿过程中浩浩突然主动发"吃"的音,老师即刻给浩浩吃火腿肠,很快浩浩看到火腿肠或闻到火腿肠的味道时会主动说"吃"。随后强化物从火腿肠演变为饼干等其他食品,经过2个月的过程,大多数情况下,浩浩看到想吃的食品时会主动发"吃"的音。随后老师逐渐增加了"喝水""下楼"等指令。

在训练主动语言的同时,老师开始从浩浩最常接触的桌子、凳子等物品开始教他指认常用物品。指认是在发出"桌子"指令并给予全辅助下开始的(老师用手拉着浩浩的手指指桌子,同时让浩浩的眼睛也注视桌子)。约2周后,浩浩对桌子指令有一些认识,老师又渐加入了"凳子""碗""勺子"等指令。

如此反复练习,3个月后伴随着浩浩主动语言和指认能力的提高,他关注他人目光的时间也延长了。后期训练延伸,指导家长在家庭中,仍以调整安抚情绪为主,可从家庭理念出发,以家庭常见的物品为主,指导儿童指认、辨别,听指令指认身体部位。

解析

这个孩子开始来时无法适应环境,哭闹较多,在让孩子适应环境的同时,老师要坚持一定的原则,如让孩子自己停止哭闹,并在哭闹停止后发指定好的指令,也只有这样孩子才能很好地适应环境。一定要回避为了让孩子停止哭闹而妥协的表现。

康复过程中要抓住关键时机,这样可以起到事半功倍的效果。如这个例子中浩浩在训练停顿中突然自发地说出想表达的心愿"吃",老师一定要观察到而且尽可能快地给予奖励,这是孩子进步的关键期,一定不能错过。

当要丰富同一种能力的指令时,一定要在对前面指令有一定掌握的基础上,如本例子中浩浩对"吃""桌子"等指令有了一定的掌握后再加像"喝水"或"凳子"等指令。

伴随着浩浩上述能力的提高,他的注意力集中和目光对视的能力也逐渐地提高了。

训练时要突出指令的灵活性,如发指令时,老师表情和蔼可亲,当孩子未按指令执行时,在结果中要说出来"错了",并表情平静,不能在说他错了的时候还面带微笑,这样不利于孩子理解"对""错"概念,一些简单概念、表情都是从平时的训练中积累出来的。

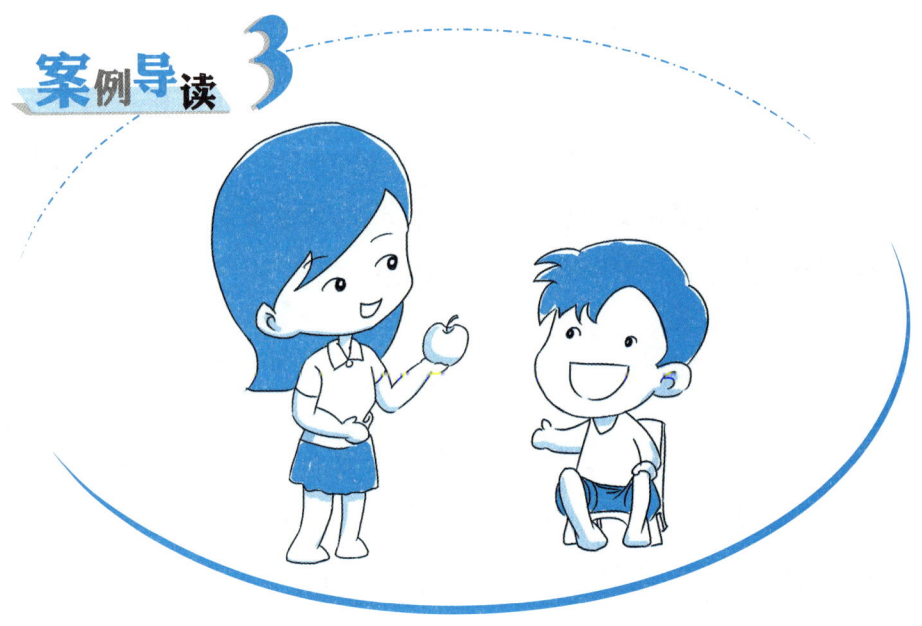

概述与评估

南南,男,2岁6个月,诊断为孤独症谱系障碍。运动能力尚可,但不关注周围事物,对物品、玩具等无任何兴趣,无基本社交能力,目光注意力差,常用负面情绪表达需求,易沉醉于"自我世界"的高兴、自语。

唤名字无反应,没有社交欲望,无目光对视,没有恐惧感,自语(无准确音),易流口水,无主动语言,哭声小,情绪易激动,不高兴时有坐到地上或躺在地上的不良行为,不能指认任何物品。

下篇 孤独症谱系障碍的常用干预方法及案例解析

人际交往阶段目标

改变用负面情绪表示需求的行为。

过 程

初到训练中心,南南哭闹明显,刚进教室就躺倒在地,常哭闹1小时左右。最初1周,固定的时间段里,老师要把南南领到教室里,南南非常反抗,常常哭闹不止,这时老师会全程陪着,采取中性忽视的方法,不去用声音或行动制止他,边干自己的事情边留心观察南南的表现(由于妈妈平日面对这种行为容易去抱南南或给他吃的东西,所以让妈妈在教室外面等候),这样干预1周后南南哭闹的时间逐渐缩短,第10天,南南进教室没有哭,反而自己坐在了凳子上,老师立刻给南南吃他喜欢的苹果(奖励)。从这以后虽然南南有时也有进教室哭闹的表现,但时间均较短,或经过忽视处理就很容易矫正,1个月后这种表现就基本上消失了。

解 析

哭闹是孩子为了宣泄情绪或达到某种目的常见的一种表现,孤独症孩子也很容易有这种表现。对于这种行为,家长或训练者的说教、哄以及给吃的东西等相当于一种奖励,都易加重哭闹表现,惩罚的方法又易导致孩子简单的模仿,所以忽视是一种很好的矫正方法。忽视中的注意一定要坚持(暗中注意孩子的表现),而且在场的其他人同样也要采取这种方法。当发现孩子哭闹表现突然消失时,一定要抓住时机给予鼓励,这样有事半功倍的效果。

案例导读 4

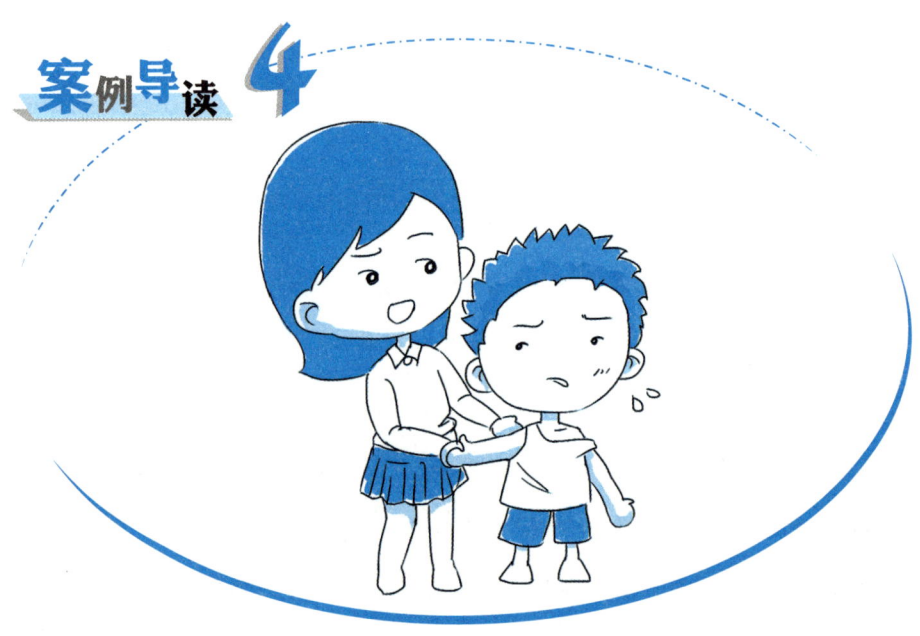

概述与评估

晨晨,男,4岁8个月,目光注视短暂,可理解简单语言,对别人的表情不理解。有少量主动语言,和小朋友玩耍的方式是追在后面跑或猛推别人一下。

对其名字无反应,有与生理需要相关的简单语言(吃、喝、尿尿),日常常用的一些句子可以理解(扔了、坐下、下楼、亲亲、吃饭、喝水等),不能听指令完成动作。集体环境下不能评估现场地去做危险的事(如在桌子旁没有理由地突然用手推小朋友)。

人际交往阶段目标

与小朋友玩耍时不对别人做危险的动作。

过 程

训练开始的1周基本没有给晨晨安排集体活动,老师在个训室中观察晨晨的行为表现,特别是在旁边有人时晨晨的攻击行为表现。发现晨晨推人的攻击行为常常发生在他高兴或兴奋时,推人后即刻跑开在教室中欢呼。老师采取了每当晨晨推人后就按压他手上合谷穴位的方法(惩罚),让他有不舒适感,而且告知家长在家也如此,这样每天坚持,3周左右,晨晨的这种攻击行为少了,同时每当老师发现晨晨高兴时自己蹦跳欢呼而没有推别人时,即给晨晨吃他喜欢的食品,这样坚持2个月左右晨晨的这种攻击行为就基本消失了。

解 析

由于孤独症孩子对行为后果缺乏评估的能力,他们的攻击行为可能产生严重的后果,所以在集体活动前要对这种行为有所干预。孤独症孩子人际交往理解能力缺陷,所以说教对他们基本无效,主要采用行为疗法纠正他们的不良行为。ABA方法中惩罚的方式不主张多使用,可以选择一些缓和的惩罚方式来干预亟待改善的行为。

本案例采用了按压"合谷"的方法,让孩子有不适感,同时又没有常见体罚的攻击形式,这样既可以起到作用,又回避了一些常见体罚形式容易让患儿去模仿的现象。治疗过程中同样要强调,一旦发现孩子有我们想看到的行为,立即要给予鼓励。

案例导读 5

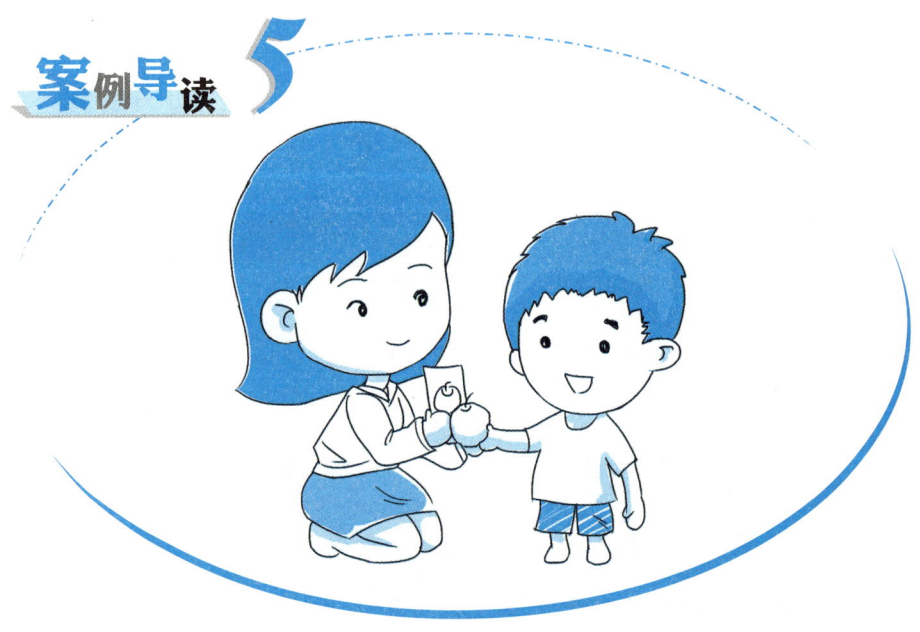

概述与评估

乐乐,男,3岁,有一定目光注意,在指令下能完成"拍手、跺脚、坐、站、蹲下"指令,按指令有指认的动作,但指认不正确。

人际交往阶段目标

指认常见的物品卡片。

过程

第一阶段:在乐乐面前放一张图片"苹果",旁边放一个真实的苹果。发出指令"苹果"后手把手地扶乐乐去拿真实的苹果放在苹果卡片的旁边。这样1~2周后,乐乐可以在听到指令后主动把苹果拿到面前的苹果卡片旁边(注意观察孩子有无辅助下直接拿出苹果的行为时及时给予奖励)。第二阶段:在乐乐面前苹果卡片旁边放一张其他水果卡片,发出指令后,手把手地扶乐乐去指认苹果卡片,1周后孩子有能力在无辅助下指认"苹果"卡片。随之可开始加其他水果指令,并在全辅助

下篇 孤独症谱系障碍的常用干预方法及案例解析

下指认其他水果卡片(注意过程中发现孩子有无辅助下按指令指其他水果的行为时及时给予奖励)。随着儿童能力的提高,减少辅助,增加卡片,也增加了语言理解能力。有了一定指认能力后可通过实物、图片反复交叉指认并变换场地指认训练,以达到泛化的目的。

解析

指认是人际交往的基础,往往简单的一种物品的指认容易实现,然而真正的掌握是要在增加对比物品、变换场地后仍能正确指认时(泛化)方可认为孩子掌握了这种指认能力,所以泛化的过程很重要,且对孤独症儿童来说能力的泛化要循序渐进,历经的时间较长。本案例中增加其他水果卡片就是一种具体的泛化方式。在图卡配对中,由于指认同时有相应语言伴随,也使儿童对词语的理解能力增强,这种理解和举一反三的能力是泛化的重要基础。

案例导读 6

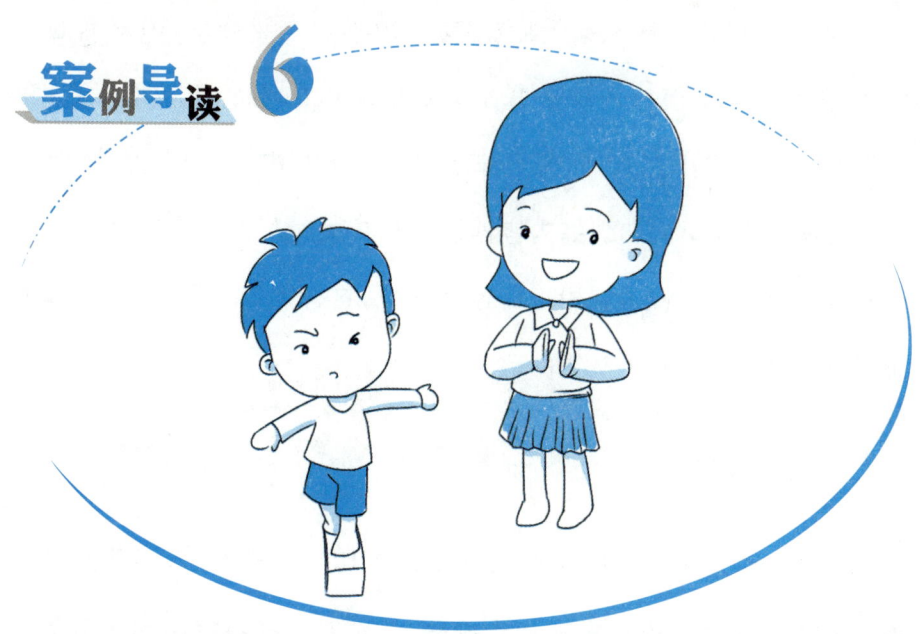

概述与评估

泽泽,男,3岁4个月,无目光对视,无交往意识,不听指令,身体协调能力很差,肌力、肌张力正常,走路易摔倒,手指柔软,关节活动度较大,无意识偶能发一些乱码音,对放在鼻子前的香皂、樟脑丸无反应,对糖水、盐水、柠檬水、苦柚子水的嗅觉感知也无明显反应。

感觉能力目标

身体协调性和感知觉能力的提高。

过 程

协调能力的训练可以借助于感觉综合训练。感觉综合训练中有针对协调障碍的,也有针对味觉、嗅觉等感觉障碍的训练。

每天有40分钟感觉综合训练,包括10分钟走平衡木,10分钟过障碍物(障碍物从地面放的绳子开始逐级提高),10分钟用手捡豆豆(豆豆尺寸可从大到小),10分钟用糖水、盐水、水及醋、香油刺激的训练。训练过程中伴简单的和训练内容匹配的词语如"跳""醋味""香味"等。同时每天给家长布置内容相近的家庭作业,这样训练3个月后,泽泽的协调能力和感知觉有了明显的改善。

解 析

对于运动有问题的孤独症儿童要排除其他一些疾病,主要通过检查肌力和肌张力是否正常来初步排除,特别对一些易摔倒和关节活动度大的孩子尤为重要。对协调性和感知觉的训练,只要选择的训练内容针对性强,通过一定量的训练肯定会起到明显的效果。

下篇　孤独症谱系障碍的常用干预方法及案例解析

案例导读 7

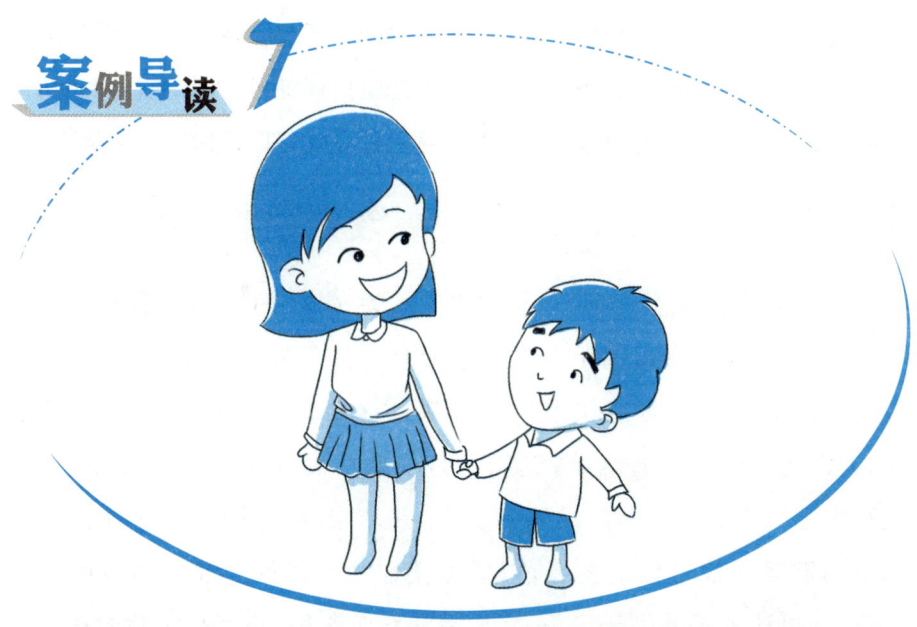

概述与评估

豆豆,男,3岁,目光可关注2~3秒,可模仿老师"跳""拍手""跺脚"等简单动作,可辨别常见生活用品,大动作、手上精细动作基本在年龄范围之内,情绪稳定,无意识地发"a、o、e"等音,发音时气息尚可,无语言。

人际交往阶段目标

促进发音的模仿。

过　程

上课前,先与豆豆互动,比如做个他喜欢的手指操,抓痒痒游戏等,放松心情,然后教他模仿"呜"音,模仿这个音时,老师坐在椅子上,让他坐老师膝盖上,使他能够在老师的腿上上下运动,每次滑动都伴随发"呜……呜……"音,或抱着他的身体使他滑向地面,同时老师也发"呜……呜……"音。多次重复后,在抱他滑动前让他看着老师,老师先发"呜……呜……"音,并让他模仿老师的嘴唇。如果豆豆没有反应,不要抱

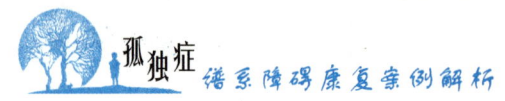

他滑动而只是继续模仿发音,根据他的情况,等待5秒钟,如果他跟发"呜……"音了就即刻抱他滑动(奖励),如此坚持训练,当发其他音时也可以变换有一定关联的其他游戏方式。1个月后豆豆就可以模仿发多个音了。

解 析

在学习模仿发音之前,孩子要具备一定的关注能力,要有一定的不自主发音,模仿音最好和不自主发音相近。具备发音的基本能力了,通过模仿训练才能尽可能快地收到效果。这里发音训练也是设置了场景,在游戏中进行发音训练,选择的游戏要和发音有一定的关联,学习过程中可以先让孩子关注和感知发音,并从中找到快乐,然后停止孩子渴望的游戏让孩子模仿发音,以便促使他为了满足游戏的乐趣而尽快发音,如果孩子跟着发音了,一定要尽快给予奖励,也就是游戏过程。

案例导读 8

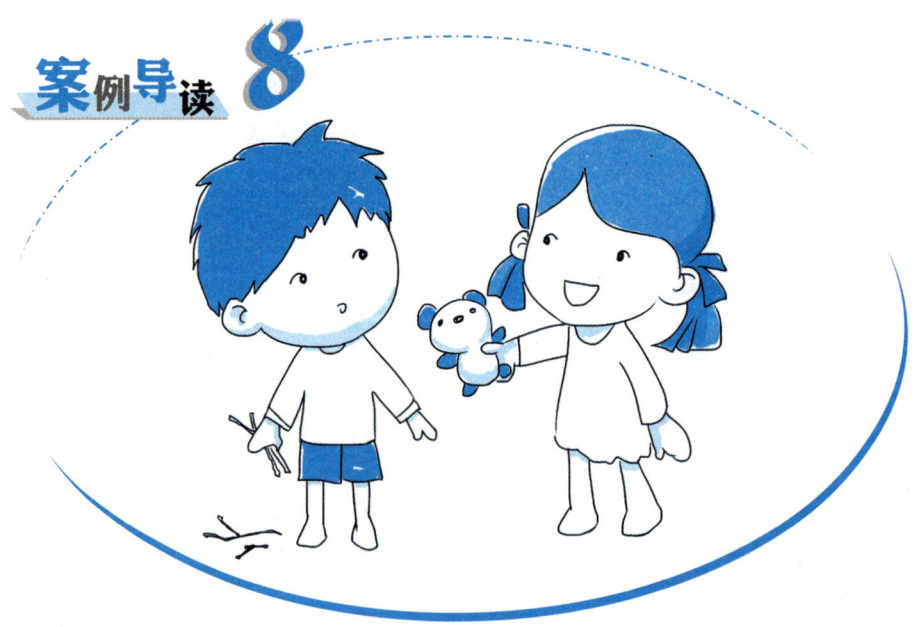

概述与评估

朝朝,男,5岁,通过半年的训练,有短暂目光注意,对大声训斥有害怕的反应,对一些日常的词语和句子有理解能力,有与小朋友玩耍的欲望,但总是在小朋友周围跑动,同时喜欢手里拿着树枝等发出叫声,特别在有小朋友向他靠近时这种表现最明显。

人际交往阶段目标

初步学会与人玩耍的技巧。

过 程

训练开始朝朝大多数时间都是在小朋友周围跑动并发出示威样的吼叫,老师没有过多地去靠近他而是与其他小朋友玩耍。玩耍时老师针对朝朝的能力把游戏技巧分解,并有意地将游戏中的行为和语言夸大,目的是有利于朝朝观察游戏的过程并能够理解和模仿,这期间老师也不让其他的小朋友去恶意靠近和指责朝朝。集体游戏休息期间,老师有意让一些小朋友单独去靠近朝朝,并友好地给予朝朝玩具,与朝朝建立良好的友谊。1个月后朝朝可以与小朋友玩"丢手绢""交换玩具""轮流拍手"等游戏,集体游戏课时也能较好地与小朋友一起跟随老师玩模仿游戏。

解 析

朝朝有一定的理解能力,对简单的游戏技巧是可以理解的,之所以在小朋友周围跑动并发出示威样的吼叫主要是日常玩耍中由于他玩耍技巧笨拙,很多小朋友会欺负他,所以他以这种方式来保护自己。认识到这一点老师在训练时不去激惹他,而是以夸大的方式让他观察到他可以掌握的游戏技巧,以便模仿,这样也有利于激发朝朝对游戏的兴趣。很多孩子一旦注意到自己可以掌握的游戏时,很快就能参与进去,所以消除孩子的恐惧心理和游戏程度与孩子能力相当很重要。

三、关键反应训练

关键反应训练（pivotal response treatment，PRT）也是一种孤独症儿童干预模式之一。该训练方法的重点是对孤独症儿童的核心领域进行干预。从功能角度来讲，能够影响所有其他领域发展的核心领域是儿童参与社会互动的动机。

PRT 的基础为行为矫正，行为矫正是在早期行为分析领域发展起来的干预方法，其对孤独症儿童干预的有效性得到了一些研究的支持。下图展示了关键反应训练各环节的相互关系。

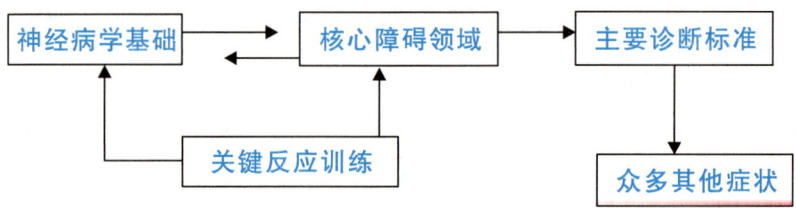

"关键"反应行为是指这种行为一旦被教会，就能促进其他很多行为的进步。孤独症孩子有很多行为障碍，如果能准确地识别"关键"行为针对性的治疗，那将起到事半功倍的效果。

如果孤独症孩子变得社会化了，那他的进步是根本性的。然而在实际治疗中我们常常发现教会这些孩子基本的模仿都是很难的，即便教会了模仿，这种能力也是很难泛化的，更不用说让其对其他人产生广泛兴趣了。经过一些学者的探索和研究发现，通过下面一些方法我们可以发现"关键"反应行为是什么。

1. 动机

动机是学习和运用一个行为的强大推动力。"关键"反应行为一定会是有强大动机的行为，这种动机的寻找又是以兴趣为基础的。所以判断儿童的兴趣，并将以兴趣为目的的动机融入到治疗中是非常重要的。他们在学习中的幸福感、热情度会大大提升的。虽然缺乏社会交往动机是孤独症孩子的重要问题，但这个不排除他们学习生活技能

下篇 孤独症谱系障碍的常用干预方法及案例解析

的动机，所以要根据实际情况选择孩子的适宜动机很重要。比如一个孩子喜欢吃冰激凌，那么对冰激凌渴望的动机就可以成为学习"吃""要""想""喜欢"等词语的动机，将这个动机用到治疗上会事半功倍，且易于泛化。

动机要遵循儿童选择、任务分散安排、任务变化、自然强化及强化尝试等环节。儿童选择就是要允许儿童做出内容选择，而不是治疗师替儿童选择。如当孩子看到他想要的玩具时说"想要玩具"，当他口头表达后，治疗师立刻给他想要的玩具，这样充分满足了孩子的动机，并且给予孩子最恰当的奖励。当然孩子选择动机是在有治疗环境的前提下，并不是由着孩子随意行事。如一个孤独症孩子在教室内随意乱跑，这种动机选择并无明显的治疗环境，所以要引导他坐下或做其他可能有主动引起他人互动行为的表现，而不能由着他乱跑。任务分散安排是为了尽量不出现"习惯性无助"，也就是说不要让任务对孩子来说难度太大，因为孩子多次不成功的体验让他失去兴趣，动机也消失了。而把一个已经掌握的复杂任务分解后分散安排，让孩子很容易成功完成并获得鼓励，这对增加孩子的兴趣和动机去学习新的知识也是非常重要的。任务变化是强调在进行一个治疗目标时，不要一味地反复进行同一任务，特别是出现障碍时，要在多个治疗任务间转换进行，这样会提高孩子的效率，且不易出现逃避现象。自然强化是强调强化物是孩子当下最想要的东西。如一个孩子近期一直被教"饼干"的发音，孩子听到治疗师说这个词很多遍一直未主动发音，某天孩子看到桌上的食物饼干很想吃，就主动的发了"饼干"音，治疗师及时地给孩子吃一口饼干，这时的饼干便是"自然强化物"，这种强化物更有利于增加孩子去主动学习的动力。强化尝试是指对于未掌握能力的孩子在尝试去实现、可能结果并不正确时，仍要给予鼓励。比如孩子被教发"ma ma"音的过程中，孩子出现"m"音尝试的时候应该给予奖励。

这种注重动机的训练法要很好地实施，需要恰当地评估孩子的能力，然后根据能力思考或观察互动中可能出现的动机。

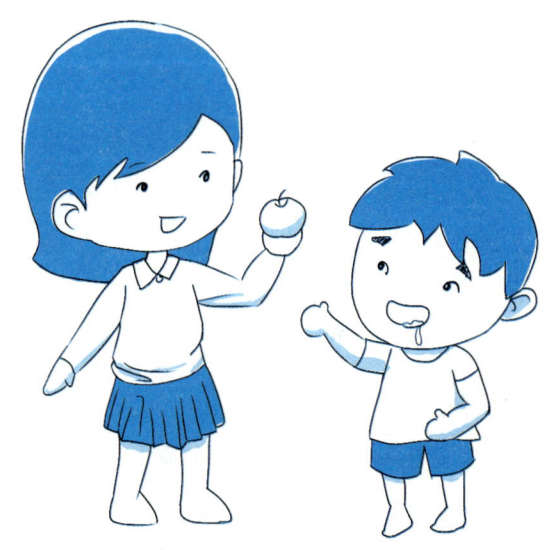

2. 主动发起社交和提问

当孩子提问一个问题，随后给予他的回答对他来说既是动机的激励，也是自然的学习过程。所以在治疗过程中创造互动提问的机会很重要，特别是对有一定能力的孤独症儿童，这种方法很有效。比如：当听到某种声音时有一定能力的孤独症孩子会问"怎么了？"这样的问题，这时治疗师可以用很多恰当的回答内容让孩子明白这些词的意义和用处，同时也满足了孩子的动机，而不是每个词逐一教授。缺少提问是孤独症孩子的核心问题，所以根据孩子的能力创造在互动中提问的机会来引导孩子主动提问，这对他们来说是关键反应的训练。创造互动机会是发现动机和促成提问的重要基础，需要设计。比如对于一个喜欢坐车兜风的孩子，为了让孩子对乘法口诀表产生兴趣，可以在每次开车前根据教授孩子的内容大声背一段口诀表，然后出发，这样孩子会为了出发而用心地注意乘法口诀表的内容。创造机会时设定的目标要具体，如不能说"增加沟通"而要具体说"口头回应同伴"。评估效果时要有有效的测量方法，如"事件的频率""持续的时间"

下篇　孤独症谱系障碍的常用干预方法及案例解析

等。另外对于治疗师或家长对方案和方法的遵循程度也要给予衡量。

孤独症儿童常会使用一些简单的语言来表示自己的拒绝。比如当他们不想参与某些活动时，他们会说"不"；当他们已经获得了足够的社会交往后，他们会和别人说"再见"。但也仅此而已，他们参与交往的目的并不是为了体验交往本身的乐趣，大多数情况下他们的语言表达都与自身的需求和拒绝有关，这也是我们要教授孩子自我发起的缘由，以便体会互动中的兴趣。

利用儿童感兴趣的食物作为治疗的自然强化物，是激发和维持孩子的自我发起能力的重要手段。所以我们应该注意对孤独症孩子感兴趣的食物及时地做出合理的反馈。

四、关键反应训练案例解析

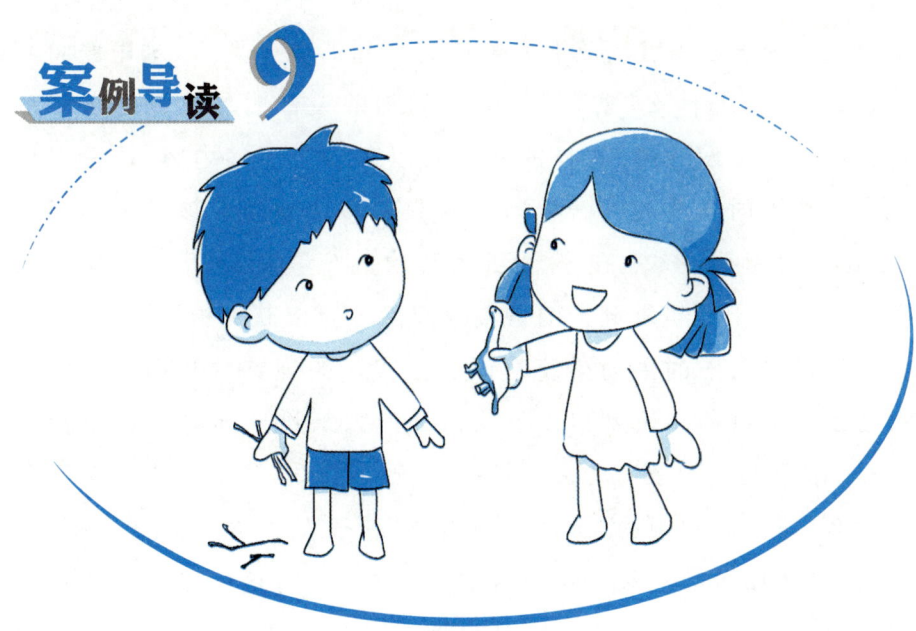

案例导读 9

概述与评估

小华,男,3岁,有简单回答问题的能力,仿说多,对日常物品的正确命名能力差,主动提问能力几乎缺如,对恐龙感兴趣。

人际交往阶段目标

增加孩子主动发起提问的能力。

过 程

把孩子喜欢的恐龙玩具放在一个不透明的袋子里,然后伺机鼓励孩子说"里面是什么",当孩子说了"里面是什么"后便尽快从袋子里拿出物品,并说出玩具的名字。之后逐渐增加孩子感兴趣的其他玩具,鼓励孩子反复地问,这也是训练他们主动提问的方式之一,同时也能增强孩子对物品的命名能力。

解 析

这个例子是关键反应训练里自我发起的例子之一,这里的自我发起是"里面是什么"的问句,这个问句的设计也是在评估孩子的能力和动机后设计的,这样的问句可以有多个回答内容,孩子可以从发生在不同的游戏同一个问句中获取多个技能。孩子说出问句后,给予自然强化(让孩子看到他喜欢的玩具同时听到玩具的名字),这种基于动机基础上的自我发起除了可以获得相关的知识外,还可以增强孩子的主动交流意识。在实际的训练中我们可以根据想让孩子学会的知识点和孩子的认知能力来设计问句,如"上面是什么","手里是什么","袋子里有什么","水里有什么","房子里是什么"等。问句中的"上面""手里""袋子""水里""房子"及"什么"这些词应该都是孩子理解和会运用的,只有这样孩子才能把问句和答句真正地联系在一起,从而明白其中的内在逻辑关系,以便于以后运用这些词语时能举一反三,运用恰当。

下篇　孤独症谱系障碍的常用干预方法及案例解析

案例导读 10

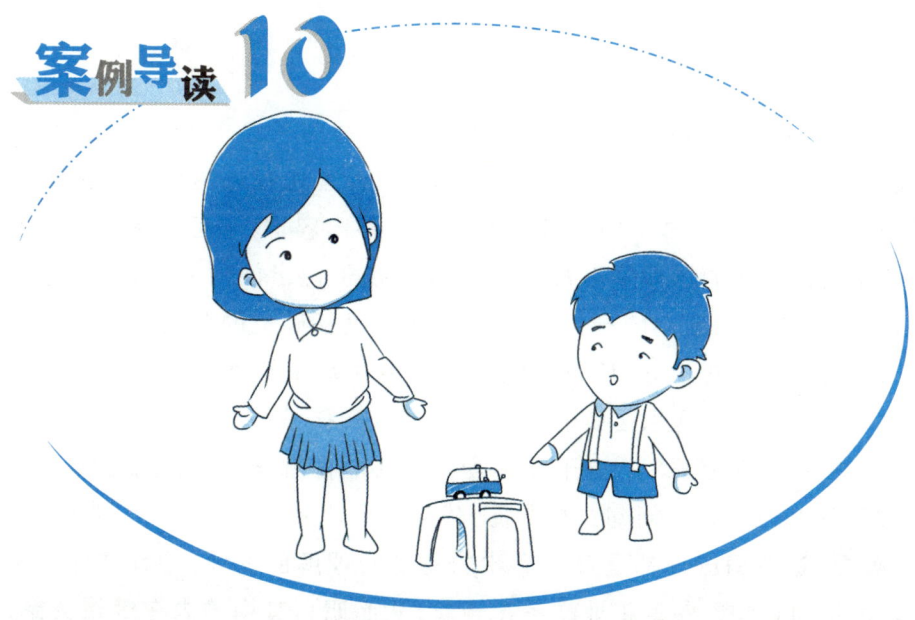

概述与评估

晨晨,男,3岁,可理解和执行日常动词,对介词理解差,主动提问较少,喜欢汽车,并喜欢将东西有规律地摆放。

人际交往阶段目标

理解和运用介词。

过程

将晨晨最喜欢的汽车从他经常摆放的地方拿走藏起来,晨晨会很焦急地去找,然后治疗师或者家长有目的地将汽车放在家里的不同地方,如柜子里、桌子下、椅子上、书包里等等,鼓励晨晨说出"汽车在哪里",治疗师或家长回答"汽车在柜子里","汽车在桌子下","汽车在椅子上","汽车在书包里"等等,同时到所说的地方去取出汽车,让晨晨获得自然强化,以增强他的学习动机,让他更有兴趣地与治疗师或家长进行互动学习。

解析

　　这个例子是关键反应训练里自我发起的例子之一,这里的自我发起是"汽车在哪里"的问句,这个问句的设计也是在评估孩子的能力和动机后设计的,这样的问句可以有多个回答内容,孩子可以从同一个问句发生在不同的游戏中获取多个技能。孩子说出问句后,给予了自然强化(让孩子找到他的玩具),这种基于动机基础上的自我发起除了可以获得相关的知识外,还可以增强孩子的主动交流意识。在实际的训练中我们可以根据想让孩子学会的知识点和孩子的认知能力来设计问句,如"瓶子在哪里","饼干在哪里","毛巾在哪里","恐龙在哪里","蜡笔在哪里"等。问句中的"瓶子""饼干""毛巾""恐龙""蜡笔"及"哪里"这些词应该都是孩子喜欢的物品和理解的词语,只有这样孩子才能把问句和答句真正地联系在一起,从而明白其中的内在逻辑关系,以便于以后孩子运用这些词语时能举一反三,运用恰当。

案例导读 11

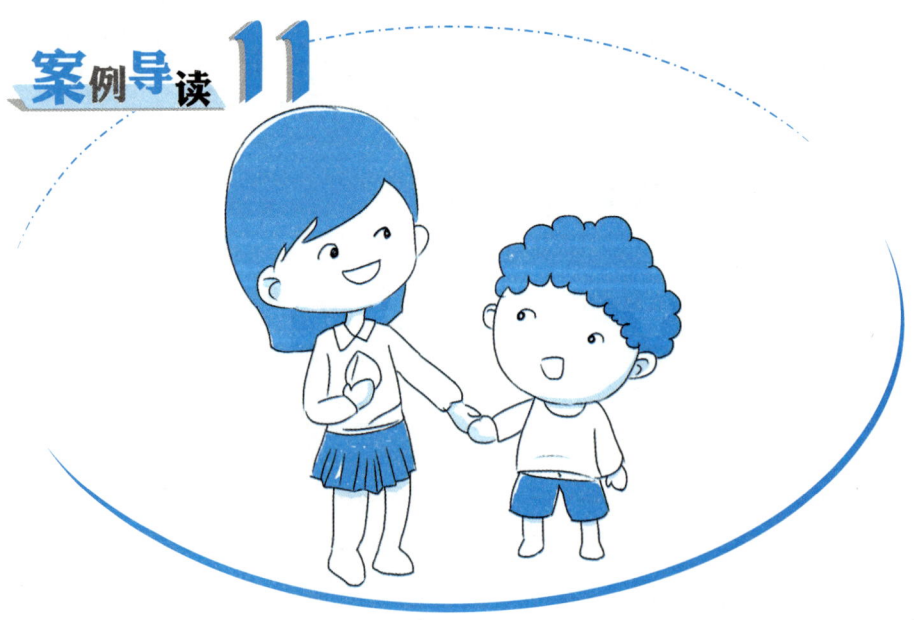

概述与评估

　　小宇,男,4岁,有一定简单问答能力,如"要吗""吃吗""走吗"这些问句

下篇 孤独症谱系障碍的常用干预方法及案例解析

和要求都可以较准确地执行,但当问句中出现代词时会出现理解障碍,也就是"小宇要吗"这样的问句他明白,但"你要吗"这样的问句他不明白。

人际交往阶段目标

发展使用"你的""我的"等代词的能力。

过程

把小宇最喜欢吃的桃子放在治疗师的手里,治疗师把小宇的目光引导到桃子上,鼓励小宇说"是谁的",然后治疗师回答"是你的",然后尽快把桃子给小宇,让小宇可以吃到桃子。这样的训练要多次反复,并且与"是小宇的"回答穿插进行,结果都是尽快把桃子给小宇,让小宇可以吃到桃子,目的是让小宇体会此时"小宇"和"你"是一个意思。

解析

这个例子是关键反应训练里自我发起的例子之一,这里的自我发起是"它是谁的"的问句,这个问句的设计也是在评估孩子的能力和动机后设计的,这样的问句可以有多个回答内容,孩子可以从同一个问句发生在不同的游戏中获取多个技能。孩子说出问句后,给予自然强化(让孩子拿到并享用桃子),这种基于动机基础上的自我发起除了可以获得相关的知识外,还可以增强孩子的主动交流意识。在实际的训练中我们可以根据想让孩子学会的知识点和孩子的认知能力来设计问句,如"在哪里""在干什么""是什么"等。问句中的"在哪里""干什么""是什么"这些词应该都是孩子喜欢并理解的词语,只有这样孩子才能把问句和答句真正地联系在一起,从而明白其中的内在逻辑关系,以便于以后运用这些词语时能举一反三,运用恰当。

在进行代词理解训练时,要意识到首先通过某种媒介(如该案例中的小宇)让孩子理解某个特定情况下某代词和一个名词的意思是一样的,其次要训练这个代词在其他条件下和另一个名词是一样的,从而让孩子体会代词的真正意义,所以训练中要交替进行,并要多次反复。

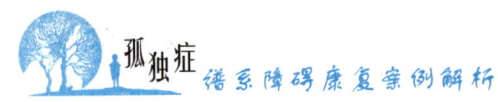

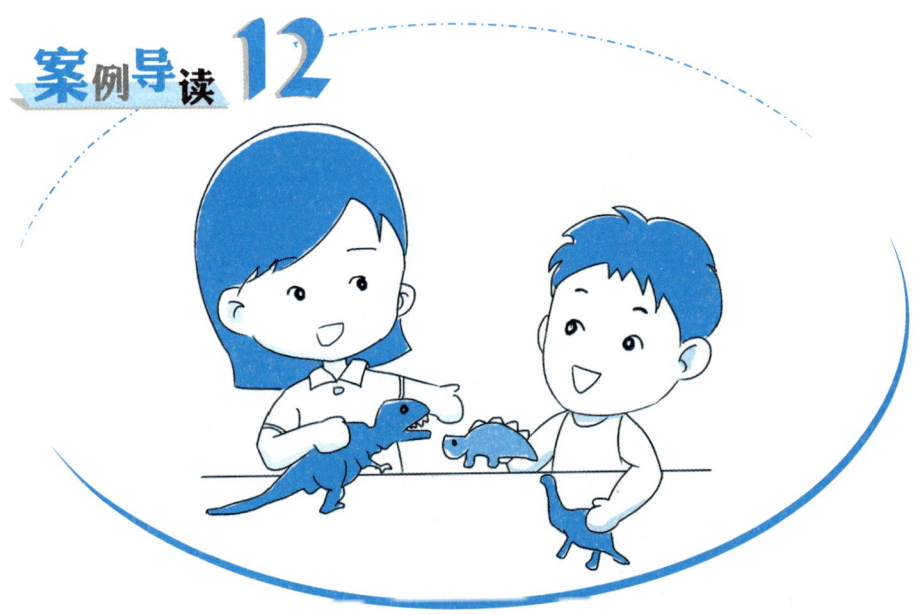

概述与评估

鑫鑫,男,4岁,对日常礼貌问句、常用动词有一定的理解和运用能力,明白"等一会""今后""明天"这些词是将要发生的事情,对恐龙的知识感兴趣,可复述多个恐龙战斗的场景。主动词句少。

人际交往阶段目标

主动运用动词的时态。

过程

把鑫鑫喜欢的恐龙玩具准备好,治疗师根据对他的了解构建一个恐龙间争斗的场面(最好有声音、场景等,尽量生动),然后把他最喜欢的霸王恐龙打倒在地,并引导鼓励他说"刚才发生了什么",接着治疗师回答"霸王龙刚被打倒了",然后治疗师要疼爱地帮霸王恐龙站起来并继续加入战斗,最后出现鑫鑫喜欢看到的霸王龙战胜了其他恐龙的场景。

下篇 孤独症谱系障碍的常用干预方法及案例解析

解析

这个例子是关键反应训练里自我发起的例子之一,这里的自我发起是"刚才发生了什么"的问句,这个问句的设计也是在评估了孩子的能力和动机后设计的,这样的问句可以有多个回答内容,孩子可以从同一个问句发生在不同的游戏中获取多个技能。孩子说出问句后,给予了自然强化(让孩子看到治疗师帮助霸王龙站起来并继续加入战斗,最后霸王龙战胜了其他恐龙),这种基于动机基础上的自我发起除了可以获得相关的知识外,还可以增强孩子的主动交流意识。在实际的训练中我们可以根据想让孩子学会的知识点和孩子的认知能力来设计问句,如"怎么了""谁正在唱歌""谁正在哭""谁正在跑"等等。问句中的"怎么了""正在""唱歌""跑"及"谁"这些词应该都是孩子喜欢的行为和理解的词语,只有这样孩子才能把问句和答句真正地联系在一起,从而明白其中的内在逻辑关系,以便于以后运用这些词语时能举一反三,运用恰当。

案例导读 13

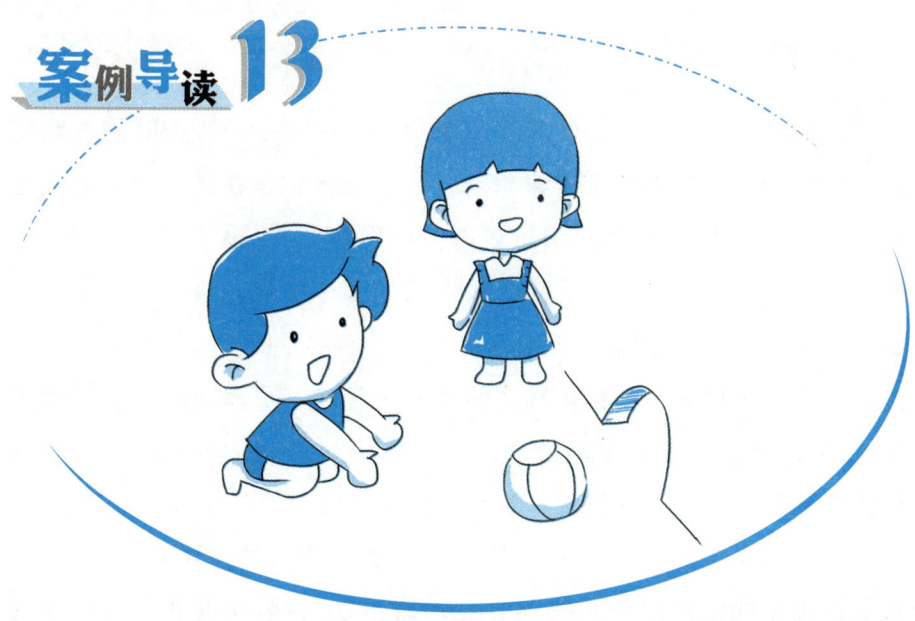

概述与评估

彬彬,男,4岁,日常生活需求的问句可以正确回答,玩耍时与别人

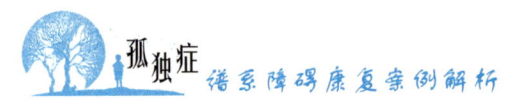

分享意识差,只顾自己玩,平日喜欢滚动的物品,当遇到喜欢的东西时有欢快的形体和表情表现,但并不有意地示与他人,被表扬时有高兴的情绪表现。喜欢滚动的玩具。

人际交往阶段目标

自发地寻求他人的注意。

过程

根据彬彬的兴趣让他玩把球推滚到洞里的游戏,玩耍时在彬彬准备把球推滚到洞里之前,先诱导鼓励彬彬对着同伴说"看",然后安排同伴立刻展示出赞扬的语言和行为表现,随后当彬彬准备把球推滚到洞内时同伴突然挡着洞口,目的是诱导彬彬寻求同伴帮助。当彬彬表情不高兴看同伴时,同伴打开洞口的阻挡物,让彬彬完成滚球入洞。

解析

这个例子是关键反应训练里自我发起的例子之一,这里的自我发起是"看"的句子和用看来寻求帮助。这个设计也是在评估孩子的能力和动机后设计的,这样的句子可以有多个回答方式,孩子可以从同一个句子发生在不同的游戏和回答方式中获取多个技能。孩子说出句子或给予应答后应给予自然强化(让孩子感知到别人的赞许,同时移开挡洞口的物品),这种基于动机基础上的自我发起除了可以获得相关的知识外,还可以增强孩子的主动交流意识。在实际的训练中我们可以根据想让孩子学会的知识点和孩子的认知能力来设计句子,如"瞧""注意""听"等。句子中的这些词应该都是孩子喜欢的行为并理解的词语,只有这样孩子才能把问句和答句真正地联系在一起,从而明白其中的内在逻辑关系,以便于以后运用这些词语时能举一反三,运用恰当。

下篇　孤独症谱系障碍的常用干预方法及案例解析

案例导读 14

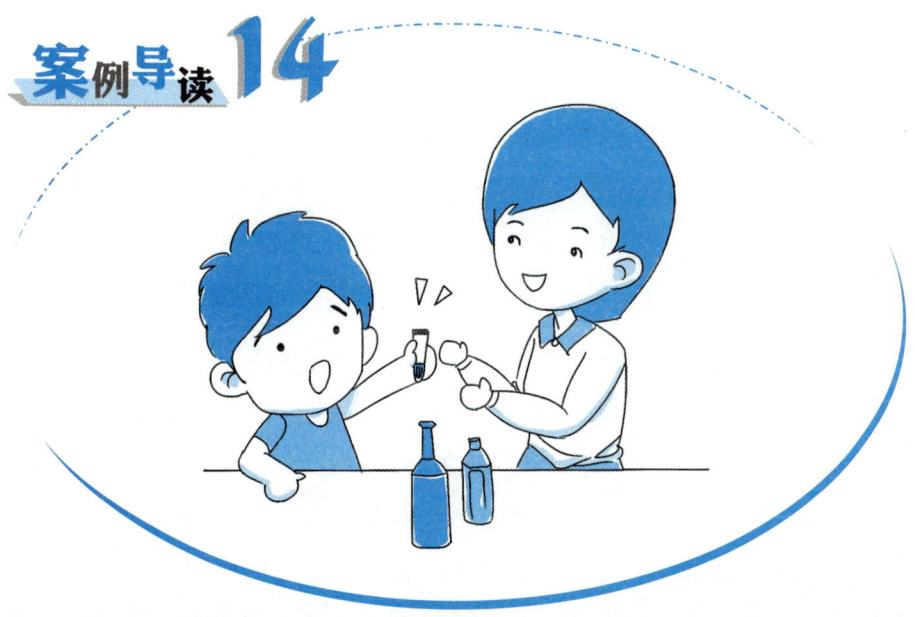

概述与评估

波波,男,4岁,日常生活需求的问句可正确回答,玩耍时与别人分享意识差,需要别人帮助时会将曾经多次听过的别人在相关场合说的有关帮助的话自语出来,如"要帮忙吗"。很喜欢画画,特别是画各种瓶子。

人际交往阶段目标

自发寻求帮助的能力。

过程

因波波喜欢画画,所以治疗过程设计是把画笔和纸放到桌子上,并把笔拧得很紧,波波打不开。当波波努力后无法打开笔时,引导鼓励他对着治疗师说"帮帮我",然后治疗师尽快回答"好的",并即刻帮助他拧开画笔,把笔递给他,让他尽情地画自己喜欢的瓶子。

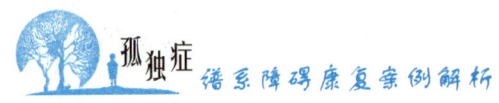

解析

这个例子是关键反应训练里自我发起的例子之一,这里的自我发起是"帮帮我"的问句,这个问句的设计也是在评估孩子的能力和动机后设计的,这样的问句可以有多个赞许回答方式,孩子可以从同一个问句发生在不同的游戏和回答方式中获取多个技能。孩子说出问句后,给予了自然强化(即刻帮助孩子拧开画笔,把笔递给孩子,让孩子尽情地画自己喜欢的瓶子),这种基于动机基础上的自我发起除了可以获得相关的知识外,还可以增强孩子的主动交流意识。在实际的训练中我们可以根据想让孩子学会的知识点和孩子的认知能力来设计问句,如"帮我打开""帮我上去"等。问句中的这些词应该都是孩子喜欢的行为并理解的词语,只有这样孩子才能把问句和答句真正地联系在一起,从而明白其中的内在逻辑关系,以便于以后运用这些词语时能举一反三,运用恰当。

程度较轻的孤独症谱系障碍的孩子,可以学会生活中常出现场景中固定出现的一些句子,并在类似场景出现时反射性的说出这些句子,家长和治疗师需要通过变换场景来测评孩子们是否理解这些句子的真正用途,并设计类似本例案的游戏让孩子通过主动提问后的反馈体验来学会句子的真正用途。

下篇　孤独症谱系障碍的常用干预方法及案例解析

第二章　结构化教育

1972年美国北卡罗莱那州建立了孤独症和社交障碍儿童治疗教育部门，该部门设在北卡罗莱那大学医学院精神科，相应的教育称结构化教育（TEACCH）。TEACCH是美国北卡罗莱大学的一个公共卫生项目，是一个以社区为基础，旨在改进孤独症和社会交往障碍儿童与家庭、亲人、社会相互理解、交流、沟通的项目。经过三十年的研究，TEACCH也是一项对孤独症儿童较有效的综合措施。该方法的目的是发挥患儿强项，从而弥补和避开其弱点，它包括了诊断、评价、结构化教育、个体发育计划、社会技巧训练、职业训练、家庭和社区计划以及父母训练和咨询。评价采用心理教育剖面图（psycho-educational profile，PEP）（图2-1），以便发现患儿的哪些技能未达到同龄正常儿童的水平，哪个区域已达到了，并将这些评价结果融入到个体发育计划中（individual education plan，IEP）。

PEP由感知觉、粗大动作、精细动作、语言与沟通、认识、社会交往、生活自理以及情绪与行为八个评估领域493个项目组成，每个评估领域都是一个评估的独立体，评估时不受其他评估领域的影响。表中通过记作"P"，中间反应记作"E"，中间反应即在辅助下完成的。

剖面图填写时根据"P"项得分（通过1项得1分，以此类推），在图上相应的领域找到得分点位置，把各个领域中间项"E"的总数目加上通过项的总数目得到某个领域的总数目，并在剖面图上找到相应位置点，然后把各个领域通过项目的得分点在图上用实线连接，再把各个领域的中间项和通过项总和用虚线连接，实线为能力发展现状曲线，虚线为个别化训练目标曲线。

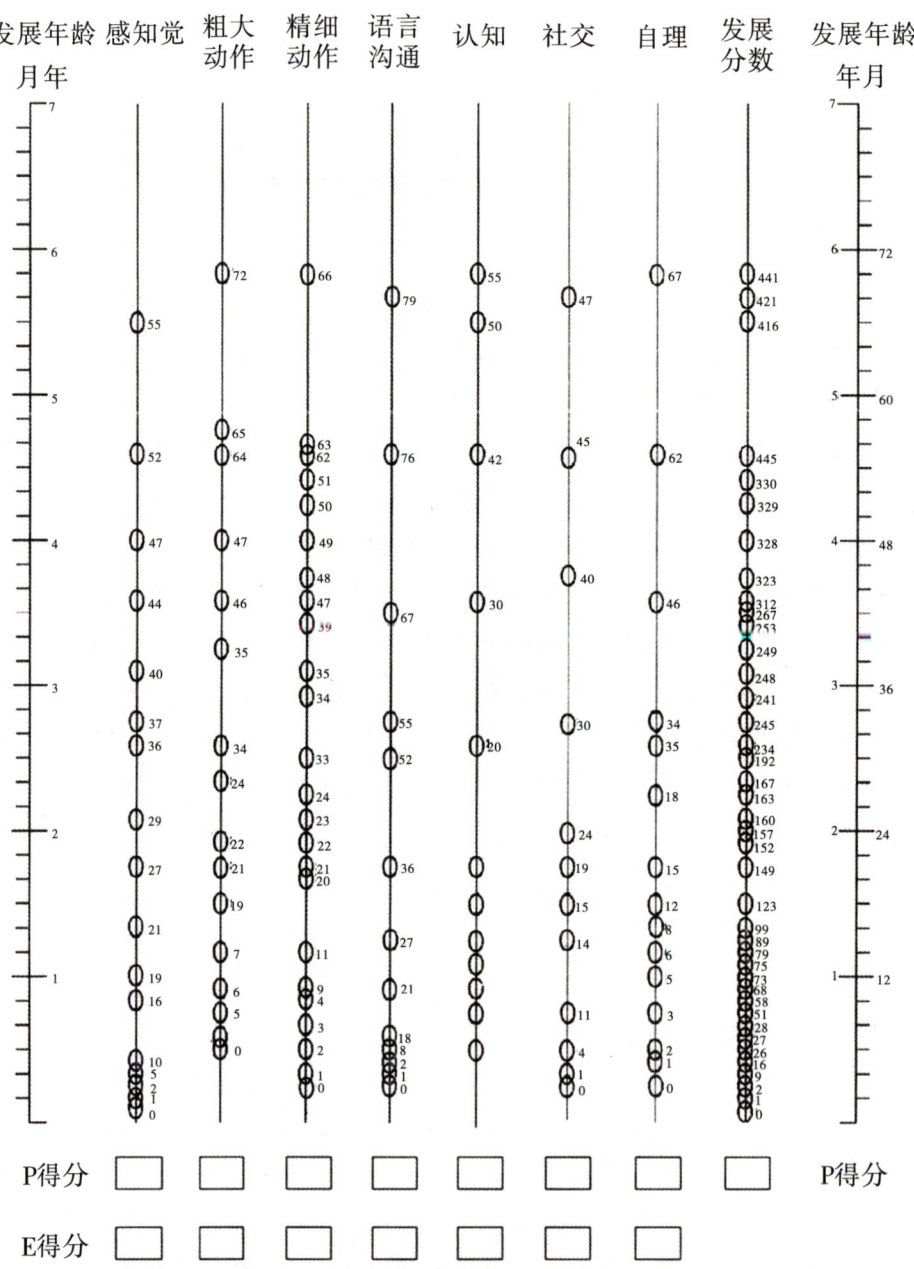

图2-1 孤独症儿童发展情况剖面图

下篇 孤独症谱系障碍的常用干预方法及案例解析

一、结构化教育的特点

（一）个性化

每个儿童的评价结果是特异的，以此为标准的 IEP 也是因人而异的。

（二）父母参与

父母作为合作者，在参考了父母对自己孩子的理解、看法后治疗师对他们进行咨询、培训，让他们也变为治疗者。

（三）以"结构化"作为教学的设计

结构化是由视觉、环境、常规、时间及工作系统 5 部分组成的，5 部分相互配合，有机地形成一体，提高孤独症儿童的学习能力。

在教学方法上充分运用语言、身体姿势、提示、标签、图标、文字等各种方法增进儿童对训练内容的理解和掌握。

（四）视觉优势

利用孤独症者在视觉处理上的优势，以颜色、线条、图片以及文字等视觉表征将物理空间、时间表、工作系统以及作业程序予以结构化，协助他们了解外在的空间、时间与活动的结构。

二、结构化教育训练计划

包括儿童模仿、粗细动作、知觉能力、认知、手眼协调、语言理解和表达、生活自理、社交及情绪等多方面内容。强调家庭的场地要有特别的布置，注重训练程序的安排和视觉提示，教学方法上充分地运用标签、图标、文字、姿势等提示，以便增加患者对训练内容的理解，同时运用行为强化原理和其他行为矫正技术帮助儿童克服异常行

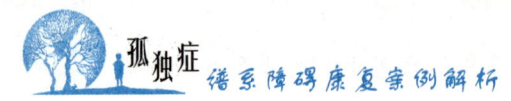

为，增加良好行为。该方法由视觉、环境、常规、程序时间表及个人工作系统 5 部分组成。

(一) 视觉结构化

视觉结构就是把学习环境、学习材料、工作程序作适当的安排，使儿童无需语言，只用视觉的辨别便可以明白和理解学习的要求。视觉结构又包括以下三个部分：

1. 视觉清晰显示。
2. 视觉组织。
3. 视觉指示。

视觉清晰显示就是把学习中重要资料或物件部分清晰显示出来，以便于儿童辨认。视觉组织就是物件和空间的组织安排方法，有序地组织安排，使儿童了解自己的工作范围和所涉及的地点、材料、步骤等。视觉指示就是利用文字、图片把要完成的工作安排成为一个模式，说明工作的内容及步骤，以便儿童按照指示去完成工作。

(二) 环境结构

环境结构就是用清晰的界限为儿童划定不同的活动和学习空间，以便儿童了解活动、学习与环境的关系，掌握环境对他们的要求。在家庭生活中，为了培养孤独症儿童良好的生活习惯，家长也用纸条划定空间结构，并用文字和图画标出儿童的活动范围及放置个人用品的地方，然后引导儿童按要求做。这样，儿童会慢慢了解家中哪些地方可以玩，哪些地方不可以去，自己的学习用品、玩具、衣服应从什么地方去取，用完后再放到哪里。这样家庭生活也会平和有序地进行，家长也不必为这方面的管理多费精力。

下篇　孤独症谱系障碍的常用干预方法及案例解析

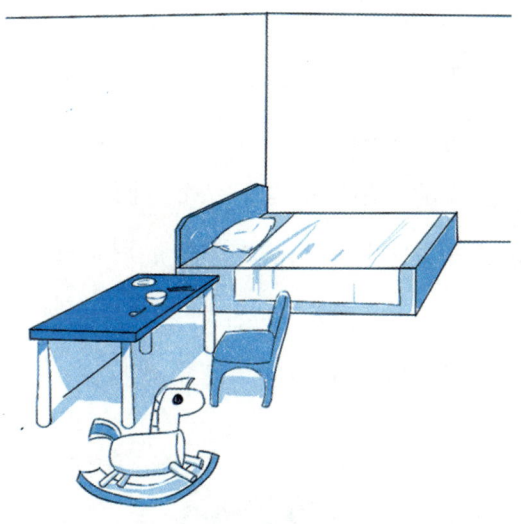

（三）常规

常规就是日常生活和学习的习惯及规律。帮助孤独症儿童建立起有意义及有秩序的行为习惯，无疑会给他们的学习和建立被人接受的良好行为带来好处。一旦形成极有秩序及安排得当的学习环境，儿童就会按老师的要求做事。

1. 常规需要建立的内容

（1）建立做事先后顺序的常规。

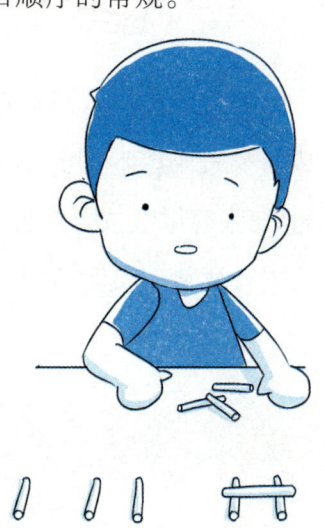

（2）建立完成工作的常规

建立完成工作的常规就是通过训练使儿童建立起工作是会完成的，完成工作后就会有奖励或报酬的概念，以此来促使儿童努力完成任务。建立完成工作的常规包括以下几个方面：

①给出确定的任务，要求儿童把所给的材料全部用完或全部从工作筐中取出，即表示工作完成；或者划定一个工作的范围，如写字、清扫地面等，写完了规定的半篇或一篇字或扫完了规定的一块地面就表示工作完成。

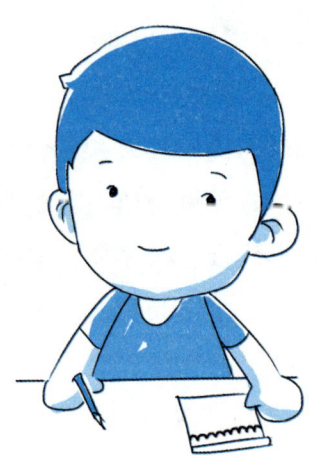

②当某项工作的工序全部完成之后，把物件放到特定的地方如盒子、筐子、篮子里（完成篮或完成筐）即表示工作完成。如要儿童折餐巾纸，儿童把老师给的20张餐巾纸按要求折好，装进塑料袋中，并一一放入完成筐，就表示工作完成，又如写字、画画，写完画完之后把笔放入笔盘中，就表示工作完成。

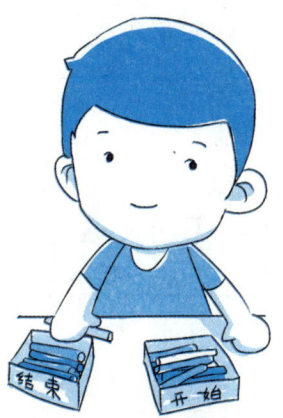

③用形象化的时间作提示。用一种信号(视觉或听觉)来表示某个时间该做的事,时间的提示尽可能形象化。

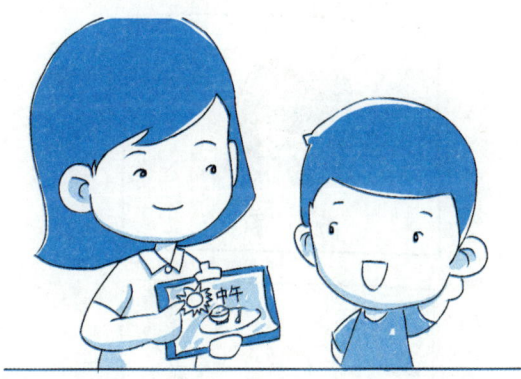

(3)建立由左到右,从上到下的工作步骤常规。孤独症儿童往往不知道一件工作从什么地方开始,这时用视觉讯号作出指示,便于指导他们较好地完成任务。

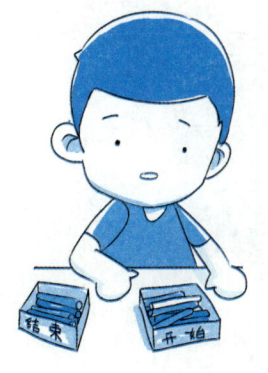
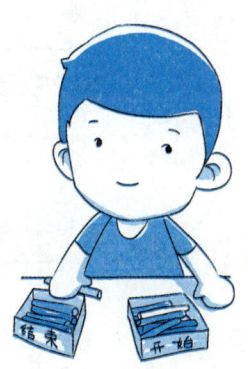

（4）学会看个人时间表，通过训练培养孤独症儿童在每天活动开始之前看时间表的习惯，以便他能了解个人活动的内容、时间及先后顺序，把精力放在要做的事情上。

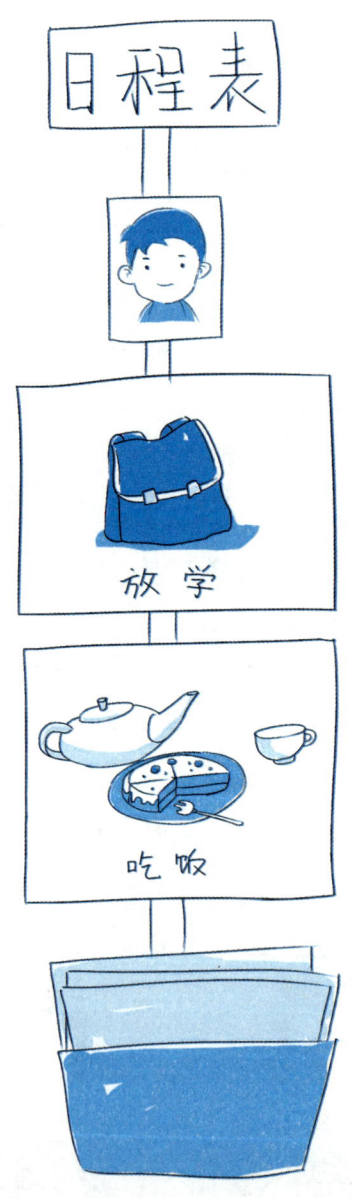

（5）学会根据个人工作系统中的安排去工作。

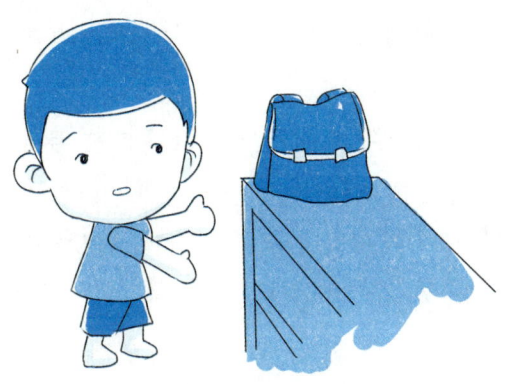

(四)程序时间表

程序时间表就是对儿童的每日或某段时间中所要进行的活动,以及这些活动的先后顺序安排时刻表,也可以说成课表或活动表。

程序时间表不仅在学校可以使用,在家庭中也照样适用。家长对儿童的课余时间、周末、假日活动都可以做一个安排,并制成程序表,贴在儿童看得到的地方,使儿童养成做事"先看表再行动"的习惯,这样管理起来也容易些。

(五)个人工作系统

结构化教学法的第5个组成部分是个人工作系统。它是指为儿童的需要而建立的一个独立的工作系统。个人工作系统包括了结构化教学法的各要素:视觉结构、环境结构、常规及程序时间表,再加上特定的教学材料安排便建立起这个系统。孤独症儿童的教育具有特异性,集体环境的教育训练必不可少,而个性化的教育训练也很需要。因此,无论是学校、训练机构还是家庭的教育训练都必须充分考虑儿童的特殊需要,为其制订有针对性的个人工作系统,来帮助他们学习新的知识和技能,当然这种系统的制定要科学合理,和集体活动要尽可能结合。

1. 个人工作系统的原则

(1)明确提示有多少项目 以视觉卡片告诉孩子要完成的工作量。

（2）明确提示要做何种项目 以视觉形式告诉孩子要完成的工作项目。

（3）必须有一项工作完成的概念 以完成栏与工作栏的视觉区分告诉孩子完成的与要完成的两者的区别。

（4）如何由一项工作续接至另一项工作 以完成栏与工作栏的视觉区分告诉孩子要做的另一个项目。

（5）按从左到右，从上到下，从里到外的顺序完成项目。

2. 结构化教育的优点

（1）增加对环境的理解 孩子们往往缺乏理解学习环境的能力，他们不知道、不理解别人对他的期望和要求，不知道事情如何去做，不知道何时开始、何时结束，也不知道自己的表现与奖励的关系。而结构化教学法通过有组织、有系统地设计教学环境，帮助孩子理解环境、适应环境，掌握其中的意义及教导者的要求，从而避免了很多行为问题的产生，最终使孩子能较容易地独立跟上环境的要求。

（2）增加情绪的稳定性，减少焦虑 结构化教学法把与学习有关的资料、物品及工作步骤做了系统的安排，并且有醒目的视觉提示，在教导者的帮助下，孩子能较快地进入工作状态，完成训练目标，情绪也不容易出现大的起伏。

（3）增加主动性与独立性 孩子不会计划先干什么、后干什么，不会考虑如何干。这时候借助设计的程序，孩子在家长的指导下便可以按工作程序自行跟上每一步，不需要家长更多的语言提示或其他辅助，从而能慢慢地培养和提高他们独立完成工作的能力。

（4）增加工作效率 注意力不集中，易分心是孤独症儿童学习上的一大难题。结构化教学法由于对工作内容及步骤有醒目的视觉提示和有序的安排，就能帮助他们把注意力集中在要做的事情上，从而减弱了某些与学习无关的因素对他们的影响。

下篇 孤独症谱系障碍的常用干预方法及案例解析

三、案例解析

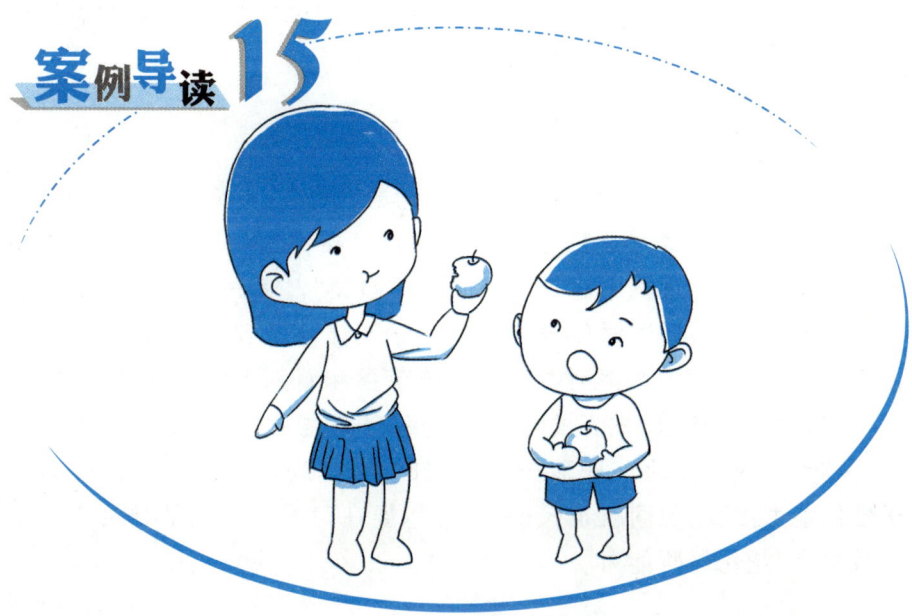

概述与评估

周州,男,4岁8个月,有一定注意力,通过卡片可辨识并发出常用物品词语的读音,自主表达能力差。

人际交往阶段目标

能够表达简单的陈述句。

过程

从学说"要吃苹果"开始,在有餐厅氛围的教室中开始上课,利用周州的视觉优势,在他面前的桌子上放"苹果"和"吃"的卡片,且"吃"的卡片在上面,"苹果"的卡片在下面,在"苹果"卡片下面是表示"停止发音"的卡片。这堂课按周州的课表在相对固定的时间和教室进行(这样孩子依从性好),上课开始孩子会较自觉地根据卡片的顺序说出"吃""苹果",然后不发音,此后老师给予孩子奖励,并停顿数秒再一次引导周州按图片顺序发"吃""苹果",如此反复,孩子就会根据图片发这样的音,但同时每天要给孩子创造较多自己吃苹果和看别人吃苹果的场景,同时老师或家长在旁边发"吃""苹果"的音,同样反复,1个月左右周州便达到想吃苹果就主动发"吃苹果"音的目标。

解析

结构化教育是利用孤独症孩子的视觉优势,在相对固定的时间、地点、场景及授课形式下达到较好的顺从性。授课过程中也会用到ABA的一些理论,如本案例中也有"奖励"和"停顿"。通过结构化教育学到的能力要泛化,所以同时要给孩子创造一些体验学到的能力的机会,以便泛化这种能力,如本案例中创造的吃苹果和看别人吃苹果的机会,同时一定要有"吃苹果"发音的伴随,帮助孩子联想并记忆。

结构化教育会让一些孩子在学习时合作和执行性较好,这样有利于他们能力提高,但同时也较刻板,所以要在习得能力后的社会生活中寻找机会,泛化这些能力。

案例导读 16

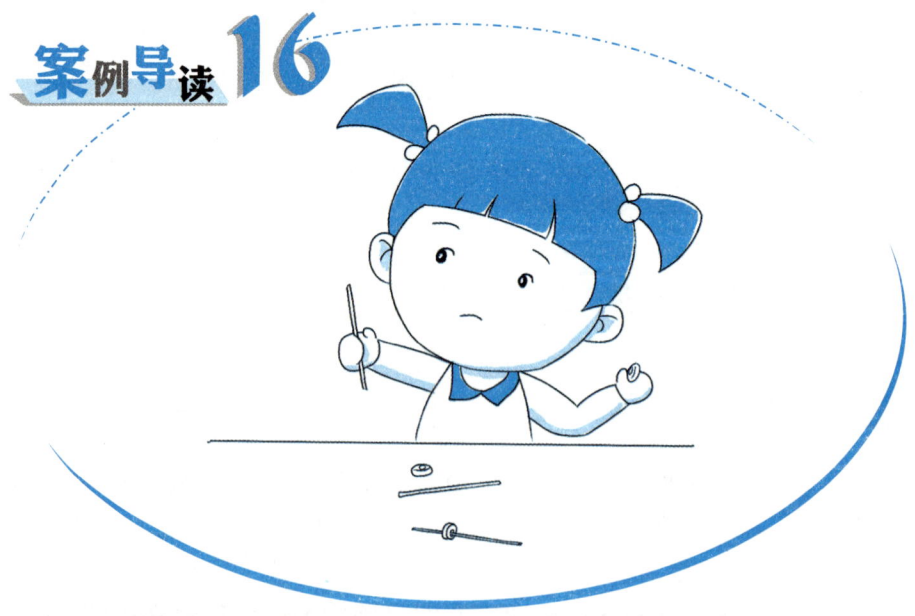

概述与评估

彤彤,女,3岁,目光对视少,喜欢圆形的东西,动作笨拙,手指精细动作差。

精细动作目标

能够把珠子穿在棍子上。

过程

基本在固定的时间、地点(手工课堂)上课。上课开始前,准备细长的棍子3根,珠子3个,将其中的2根棍子和2个珠子按图示放好,并放在彤彤的面前,将剩下的1根棍子和1个珠子放在彤彤的左手旁。诱导她拿起剩下的一个棍子和珠子,按照摆放在面前的已经穿好的棍子和珠子形态,结合她的能力给予辅助,帮她按摆放好的样子将珠子穿起来,并逐渐减少辅助并反复练习。2周左右彤彤进入课堂就可以主动地按照摆放好的样子把珠子穿到棍子上了。

解析

本案例同样强调固定的时间、场景、地点及形式等结构化教育的核心内容。案例中摆放好的棍子和珠子,是利用视觉优势让孩子去领会训练的用意,能力差的孩子还是需要ABA的辅助方法,以全辅助开始,并逐渐减少辅助,适当的时候也要给予鼓励。

第三章 图片交换沟通法

正常人 65% 的信息是通过非语言方式完成的，图片交换沟通法（the picture exchange communication system，PECS）是以实用为目的，对语言差或没有语言的儿童运用图片，不仅教会他们发音说话，更教会他们表达意愿或理解他人的能力。PECS 的几个阶段如下：

一、准备阶段

1. 训练之前应具有卡片或实物配对的能力和一定辨别图卡的能力。

2. 具有基本学习技能，包括能注意说话人，能安静地坐一段时间，能模仿别人。如果这些基本技能不具备，那么在运用 PECS 训练之前，先训练这些能力。

3. 选择合适的交换物品，通过对儿童的观察和了解选择儿童喜欢的食品、玩具等，并选择相应的图卡。一般这些在最初的实物交换中使用。

4. 设计设置图卡的系统，包括放图卡的活页夹和沟通板、图卡类别及顺序编排，设计放置图卡的形式及位置。

二、主要实施阶段

（一）第一阶段：实物交换

1. 协助儿童与老师沟通

需要两位老师来操作，从开始就是一种你来我往的模式，具体如下：①老师甲坐在儿童背后，老师乙坐在儿童对面。②桌面上放儿童喜欢的食品（如饼干）及该食品的图卡。③老师乙伸出拿饼干的手说："我有饼干"，老师甲则拿起儿童的手掌，辅助他拿起桌上的饼干图卡，放在老师乙的手中。④老师乙拿饼干给儿童吃。

2. 逐渐减少辅助

为了让儿童最终自主表达，根据儿童的情况，逐渐减少辅助的程度和程序。由强到弱依次为：①把着儿童的手掌；②轻托儿童的手肘；③拍他的手臂提示；④用手指图卡提示；⑤听到老师乙说："我有××"，就自动去拿图卡交换。

3. 注意事项

①开始训练时要训练只要一听见说："我有××"就做出反应，并拿图卡去换他喜欢的东西，以此构成最初应答关系，而不要给多余听觉刺激，比如不要给儿童指令："拿图片给老师"等句子，因为这样会让他们对句子的理解产生困难，干扰对句子的应答。②儿童每次按要求拿出图片后，应尽快给他最喜欢吃的东西或其他初级强化物，最终将强化物按ABA所提示的方法逐渐撤除。③强化物不宜太多，一两样即可。④同一个任务训练每天可进行2次，每次20分钟，如儿童情绪不稳定或注意力不集中，则有一定的时间进行预准备。⑤当儿童在5次训练中4次均已通过，这一阶段的目标才算通过。

（二）第二阶段：扩大主动性

这一阶段与上一阶段相同的地方是仍进行实物交换训练，但图卡的放置有变化，不再放在儿童伸手就可拿到的地方，而是放在与儿童有一定距离的沟通板上，儿童需运动身体去拿，这样和真实的交流更接近。

1. 操作步骤

①图卡贴在沟通板上。②同第一阶段一样，由老师甲、乙共同完成沟通。③逐渐增加老师和儿童的距离，但沟通板仍在儿童附近。④最后沟通板逐渐远离儿童。

2. 注意事项

①同第一阶段一样，老师不做过多的语言提示。②老师和儿童的

距离，沟通板和儿童距离的增进应视儿童的完成情况逐步增大。达到80%的成功率就表示基本达到目标。

(三) 第三阶段：图卡辨别

前两阶段的训练都是以一张图卡去换取物品，没有其他干扰因素，儿童学习起来比较容易。第三阶段虽然仍用图卡去交换物品，但逐渐增加了辨别难度和干扰，既要求儿童从多张图卡中选出正确的那张，同时物品已不在桌上，而是被遮蔽起来。

1. 具体操作步骤

建立一个情境，让儿童提出要求。例如：让儿童坐在电冰箱附近，电冰箱里有儿童爱吃的冰激凌。①在沟通板上贴1张空白图卡和一张冰激凌图卡，孩子需拿取冰激凌的图卡给老师，才可以吃冰激凌。②在沟通板上贴1张与冰激凌无关的图卡（如帽子图卡）和1张冰激凌图卡，儿童须从两张图中做出选择。③在沟通板上贴多张图卡，儿童须从多张图卡中选取冰激凌图卡。④当儿童能辨认8~10张图卡，图卡的尺寸也要逐渐缩小。

2. 注意事项

①注意变更沟通板上图卡的位置，不要让儿童选取的图卡总是在某一个固定地点。②不做"给我图卡"的提示，让儿童自己完成。

(四) 第四阶段：句子结构训练

前三个阶段的训练都是以一个物品的图卡来交换该物，构成的交流模式是：老师说："我有××。"孩子应反应并拿图卡去换××。儿童这一动作表达的意思实际是："我要××。"孩子在专门设计的交流情境中，用一个单词（图卡）表达了一个比单词意义更丰富的意思。这是儿童用不完整句表达阶段，是发展到用完整句表达阶段必须经过的重要阶段。第四阶段是在前三阶段的充分联系的基础上，进入到真正意义上的句子训练阶段，这一阶段的可借用媒介，除了图卡，还有字卡"我要"等。

1. 训练步骤

①沟通板的左面固定地贴上"我要"的字卡。沟通板右边离"我

要"字卡稍远的地方贴上一物品的图卡（苹果或其他东西）。②老师甲协助儿童按要求把图卡（苹果）贴在我要的后面。③儿童把组成的句子"我要苹果"的两个图卡一起取下，拿给老师乙，才可以得到苹果。④变动字卡"我要"在沟通板上的位置，儿童须找到它并贴在沟通板的左面，随后贴上苹果的图卡。

2. 注意事项

①对"我要"的理解及文字的记忆应在进入第四阶段之前通过手势来练习。②老师仍不做"给我图卡"的提示。③当儿童成功地把"我要"和"苹果"两张图卡贴在一起时，老师甲则应指着两张图卡高声念："我要苹果"。还可以伴以手势教儿童以完整的句子表达要求。④"我要××"句型练习要通过用不同的物品反复练习，这是一个非常有用的句子。⑤当儿童已准确地把握了"我"的概念后，就要逐步地引出代词"你"的理解。再把"我要××"的两张卡片给老师时，老师一面把物品给儿童，一面对着他说"给你"。

（五）第五阶段：对"你要什么"做出反应

这一阶段从用完整句表达要求转入对提问做出回答，进入了真正意义上的一来一往、一问一答式的沟通。

1. 练习步骤

①老师指着"我要"字卡，同时问："你要什么"，在老师甲的帮助下，儿童拿起"我要"字卡及要求物品的图卡做出反应。②老师先看着儿童问："你要什么？"，老师甲帮助儿童指着"我要"字卡，然后去取图卡放在"我要"字卡的后面，再一并把字卡和图卡给老师乙。③老师的提问和孩子的回答两者相隔的时间一秒一秒地延长，要等到儿童逐渐把"我要什么？"和"你要什么？"联系起来，直到儿童无须再去看"我要"字卡，一听到老师问"你要什么？"就能对老师的提问做出回答。

2. 注意事项

①这一阶段的联系，开始阶段可有两位老师来共同指导，以后的阶段有一位老师来操作即可。②要特别注意沟通技巧的训练。比如为

了训练孩子的主动性,当孩子拿着图卡交给老师时,老师要及时回应,对于孩子表现出来的恰当回应,老师要给予及时奖励,这样孩子可学会根据对方的反应来适当调节沟通技巧。

(六)第六阶段:主动表达意见

此阶段是 PECS 最困难阶段,也是很重要阶段。回答"你看见什么?""你有什么?"不同于回答"你要什么?"的问题。后者只是表达个人要求,而前者则是向别人叙述客观事实,答案较开放,可以各种方式延续,这是主动表达的基础,一旦掌握,便较容易学习其他对话。

这一阶段的联系方法和第五阶段大致相同。比如教授回答"你看见了什么?"

1. 老师放在儿童面前"我看见"字卡,沟通板的另一地方贴上物品图卡。要注意的是:选择的物品(图卡)应是儿童熟悉的,但是他不是很喜欢,以免他看到物品图卡就说:"我要××。"

2. 老师指着"我看见"字卡,同时看着孩子问:"你看见什么了?"

3. 孩子起初可在老师的协助下拿起"我看见"的字卡及所见的事物的图卡来回答老师的提问。协助的老师要大声说:"我看见了××。"

4. 老师先问了"你看见了什么?"之后,才指着"我看见"图卡,并且前后间隔的时间要一点一点故意延长。

5. 逐渐减少协助,指导儿童无须再看"我看见"字卡,而是一听到问题:"你看见什么?"就能自动去拿"我看见"字卡来做回答。

PECS 对于那些长时间没有发展出口语能力的孤独症儿童的沟通训练是很好的办法。因为他用图片和实物来教儿童学习句子,导入是比较容易的;其操作简单易行,不需要多么复杂的教具和高难度的技巧训练,它的训练模式主要是在老师的协助下,儿童反复练习;在老师专门设置的社会环境中，儿童能学到有用的语言及正确的沟通方式。对语言与沟通有巨大障碍的孤独症儿童来讲，表达最基本的需要和生活中的一般问题是很重要的目标。老师可以协助儿童，但绝对不做言语提示，而是让儿童在模仿的联系中逐渐地理解"问"与"答"两者间互动的关系，并在协助下将被动应答转为完全主动表达。

PECS 主要用图卡、实物和沟通板来教儿童沟通，也有它的局限性。在儿童用卡片和实物掌握了一些句子之后，接下来就可利用书本来进一步联系。这时认字和写字就要及时跟上，以便最终教会儿童用文字的方式来沟通。要避免儿童因使用视觉沟通方式而忽略语言表达的现象，因此它只能是沟通的辅助工具。

三、案例解析

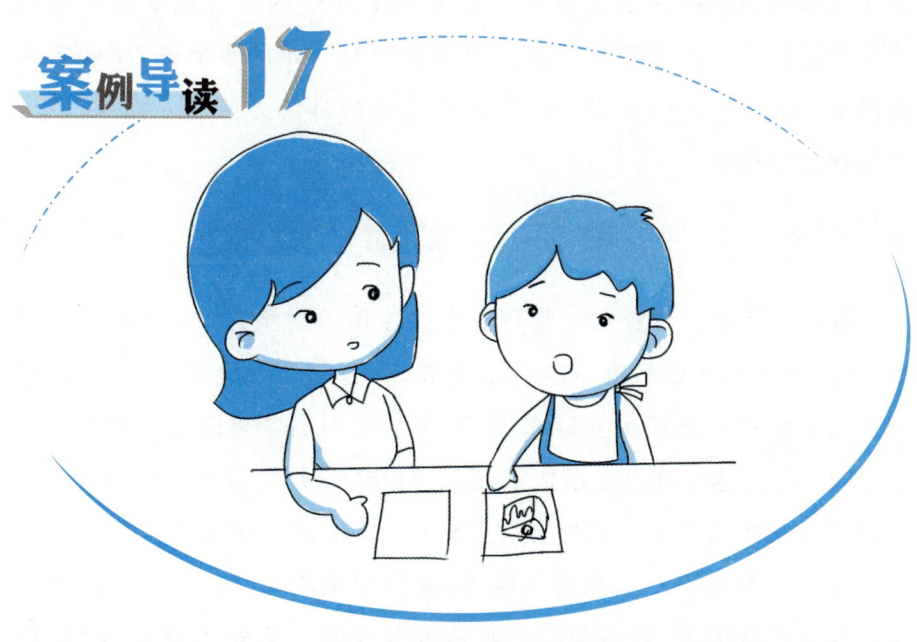

概述与评估

杰杰,男,4岁,上课可安坐10分钟左右,有注意别人的能力和一定的语言交流能力，有图片与实物的交换能力，图片的辨识能力差。

人际交往阶段目标

建立图片辨识能力。

过程

开始先准备1张白卡片和1张蛋糕的卡片，在杰杰最饿的时候，要求他拿蛋糕卡片去换老师手中的蛋糕，如果没有反应，辅助老师可以根据情况给予辅助，在辅助下顺利完成后给予杰杰吃蛋糕奖励，后逐渐减少辅助直到2周左右杰杰可独自完成这个交换。随后把道具白卡片换做苹果卡片，训练杰杰辨识苹果和蛋糕卡片的能力，注意点同前，2周后杰杰掌握这种能力后再增加到3张卡片，可辨识后再增加到4张卡片，约50天杰杰具有了对4种卡片中的蛋糕或苹果等常用食品的辨识。之后要意识到这种辨识能力有一定的机械性，所以要通过前面PECS所述的第四、五、六阶段所述的具体办法深入训练，以达到泛化的功效。

解析

图片交流法主要针对一些有一定关注和识别能力的孤独症孩子使用，评估孩子的认识和辨识能力很重要，只有评估准确了，以此设计的图片内容才符合孩子的实际情况，孩子掌握以后才可能做到一定程度的泛化。比如这个案例之所以选蛋糕、苹果等，就是因为这些都是杰杰平时可以做到图片交换的物品，也体会过它们的味道或感觉。在图片辨识过程中要遵循从易到难的顺序，如这个案例中开始是白纸图片与蛋糕图片配对辨识，后逐渐增加其他物品实物。另外ABA的奖励、停顿、辅助等具体环节可以使用在该训练中。

第四章 人际关系型发展干预

人际关系发展干预（RDI）的理论基础主要来自于近年来有关儿童社会性发展和孤独症核心缺陷的研究成果。首先，葛斯汀敏锐地注意到了社交体系中的静态系统和动态系统之分；其次，葛斯汀根据发展心理学的研究成果将正常儿童人际交往技能的发展分为六个阶段；最后，基于以上的理论认识，葛斯汀提出了孤独症患者在人际关系发展上的六项共同缺陷。

一、社交体系与技能的划分

社交体系与技能中有工具性社交行为和经验分享。轻度孤独症患者在从事工具性的社交行为时，能自然表达情绪，与他人眼神接触，做指示动作，提出需求，遵守基本的社会规范（如排队），甚至做出一般人认为的孤独症患者无法做到的社会行为。除了这种能帮我们处理生活基本需求的工具性互动以外，还有第二种相当重要的社会互动行为即经验分享。经验分享唯一的目的就是让自己有机会与友伴分享彼此的内心世界。简言之，工具性的社交行为就是为了达到某种目的的手段，这类行为与互动的对象是谁并没有关系；而经验分享是有焦点的，不同的个别互动对象能产生不同的互动乐趣，这才是此类互动独特的目的（表4-1）。

表4-1 工具性互动与经验分享互动的区别

特征	互动类型	
	工具性互动	经验分享
最终结果的具体性与可预测性	期待高度可预测而具体的结果,若无法达成该互动目的,会导致互动双方失望,甚至愤怒	意料之外的结果所产生的刺激才是从事该互动的主要原因,我们从事这类互动是为了取得不一样的经验
互动搭档的角色	参与互动者的目的是想从对方身上获取想要的东西,如果可以不需要互动就能达成目的,即使没有互动也不会有损失	参与互动者的目的是想与搭档共同创造一段独特而共同的经验,而这类互动是无法独自一个人复制的经验
互动对象的可替换性	尽管与互动对象间有共同的过去经验,但只要他人也具备必要的互动技巧与知识,这类互动对象是可以随时换人的	与互动对象的过去共同经验,能增加未来持续互动的满意度,互动双方会应为过去的共同情感经验而更加重视彼此
可预测的社交剧本、规则与固定角色行为的依赖程度	完全依赖僵化的剧本、规则以及角色行为,双方都期待对方能按照顺序一步步从事这类互动行为	只部分依赖社会规范与角色行为,大部分需根据互动双方持续的观察与即时的反应,来维持对互动对象的了解与配合
情感沟通的需求程度	对于与互动对象间的情感联系,丝毫没有想要观察或体验的意愿与需求	需要持续观察、评估,并且体验与互动对象间的情感联系程度

二、人际交往的六个阶段

通过总结发展心理学对人际关系建立和发展方面的研究，可以发现儿童和青少年成功地建立并维持人际关系所需的十大技能分别是：有趣、参照、互利、修复、即时创作和共同创造、我们－自我、回忆往事、维系、联合、认同。葛斯汀根据这些研究成果将正常儿童人际交往技能的发展分为6个阶段，每一阶段都象征儿童分享的新一层经验，每个阶段又包含了4个层次，每个层次象征在每个阶段中分享方式的重大突破。这样的分期模式，显然极端简化了人生中会体验到的无数情境，但这个模式提供了一个有用的架构，成为"人际发展介入（RDI）"的基础。以下简单介绍经验分享的六阶段及其各个层次，说明一般孩童成长到了适当年龄，会在该阶段出现的发展。

调适阶段（从出生到6个月）：婴儿渐渐能够在掌握互动经验的过程中，充当更加主动的参与者。其中情感调谐：与成人面对面的情感交流，是此阶段婴儿的注意力中心。社会参照：观察成人的脸部表情，来取得认同与安全感。分享兴奋：从父母引进的新奇刺激中获得大量兴奋。简易游戏：了解与享受简单的社交游戏规则。

互动学习阶段（6个月至1岁）：儿童已具备了担任经验分享互动伙伴的能力。基本架构：喜欢一步步学习经验分享活动的规则与角色。此时的幼儿最喜欢大人在社交活动中加入各种有趣的变化。在同步的活动中，扮演搭档的角色，仔细观察，调控自己的动作，配合搭档。

即兴变化与共同创造阶段（1岁至1岁半）：儿童具有了调整自己、避免互动协调失衡的能力，开始理解即兴互动。在流畅协调的活动中，喜欢双方共同加入的新奇变化。以搭档的角色，享受并参与将一连串的活动转换成流畅的动作流程。参与活动，与搭档一起不断地调整规则、转换角色，继续保持双方配合的流畅。发展出新的活动，

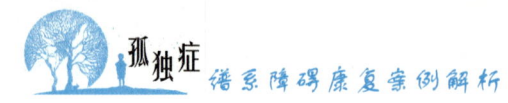

双方一起公平地制订主题、规则。

分享外部世界阶段（1岁半至2岁半）：儿童开始了解不同的人对同一事物有可能有不同的想法，进入了分享内心世界的过渡期。随着共同对某个外在刺激的知觉，喜欢借着视觉和语言分享情感。主动寻求比较、对照不同的认知。分享独特的反应成为共同瞩目的经验焦点。分享额外的想象元素，详细说明感受到的事物，成为共同瞩目的经验焦点。

分享内心世界阶段（2岁半至4岁）：儿童能分辨出人们的外部表现可能和内在的真实感受不同，同伴在他们的想象世界中成为重要的合作对象。透过与社交搭档间的想法结合，从中获得乐趣。社交搭档在游戏或对话中加入不同的想法与主题，增加刺激。能分辨内在与外在反应的不同，以及了解内在的反应比外在的更加重要。能了解思考方式、感受与想法是经验分享的重要元素。

连接自己与他人阶段（4岁以后）：儿童习得了与他人互动的基本技能，初步具有了心理理论能力，开始建构独特的自我概念，对同伴情谊和所属团体产生极大的兴趣。为了更清楚地定义出自我的轮廓，将自己与他人做联想。具备不同团体的成员资格成为其自我认同的重要部分。基于共同的兴趣、活动与过去经验，珍惜友伴的情谊。重视建立在相互信任与照顾的亲密友谊。

三、孤独症患者人际交往的缺陷

葛斯汀博士提出了孤独症症候群患者在人际关系发展上的6项共同缺陷：情感参照能力、社会性调试能力、陈述性语言、灵活的思维方式、社交信息处理、前瞻和回顾能力。孤独症孩子往往在第一年的生命中就走上另一条不同于正常孩子的社交发展道路。这条路没有包含正常孩子用来参照父母的举动，或是用来发现共同注意的喜悦所花的几千个小时；也没有包含试验与练习更复杂形式的共同调控，从中体验到更有力、更多样化的情感回报。相对于正常孩子来说,孤独症儿童永远都无法发展出情感调谐的关系,他们无法感受到安全的情境,从中小心地探索他们的世界。没有情感调谐关系所提供的回应,孩子就会常常因为密集的刺激而感到慌乱失措,而这类刺激对一般正常的孩子来讲,却都是好玩有趣的东西。对孤独症儿童来说,妈妈的微笑或鼓励的眼神并无多大的意义,他们无法从中获得安全感。此外,孤独症儿童从来就无法学会把父母当成赋予社交世界各种意义的主要来源,他们无法正常地参照父母的表情举止,来取得事物的意义或加强印象,或将注意力在大人与新发现的物体间转移。缺少这层共享的回应,孩子也就没有将他们的发现与搭档分享的理由,也无法驱使自己去发展相互注意力的能力。相应地,由于受限于作为刺激因素的经验分享太少,孤独症儿童对这类记忆是有限且混淆的,他没体验过在经验分享互动中,与人一起共同主动掌控互动的能力。因此,他渴望发展在其他领域的能力。所以,物质世界里的东西,例如电视、电脑等,非常容易吸引他投入所有的兴趣与精力,使其不断出现仪式化的定型行为——一条绳子玩好几个小时,不断重复播放观看同一卷录影带,机械式地重复模仿并复诵从电视或录影带上学到的话语。

四、人际发展介入的康复介入

训练孤独症患者的人际互动和社会交往能力,激发他们的社会交往动机,在人际互动中体验真实情绪。以同伴为中心的社会交往训练是孤独症患儿容易接受的方式,孤独症患儿与正常同伴儿童交往中能得到有效发展。可见 RDI 与融合式教育的理念是一致的。家长培训和家庭参与的治疗应包括向父母普及有关知识、提供持续性的支持和服务、培训家长使他们成为治疗的协作者,帮助他们理解孩子的需求,提供情感支持。尽管有些稍大年龄的孤独症儿童和青少年具备相对较高的智能,但是社交技能仍然很差、精神症状依然较重,对他们进行更加密集的行为或认知－行为治疗和/或支持性心理治疗会更有益。重点应放在帮助他们获得社会交往功能、情绪和行为调控能力以及持续独立生活所必需的适应性技能。给每一位青少年患者都应制订一个以学校为基础的个别转换计划：强调从学校到职业机构的转换和从治疗缺陷到能力培养的转换。基于这一点，职业评定有一定的帮助。

RDI 旨在通过训练使患者在社交与非社交的问题解决领域都具有适应性和灵活性，训练重点在于人际交往技能的培养，通常按照以下步骤开展训练工作：评估→适宜的发展目标→培训家长或其他成人→准备训练环境→规划训练时间→最大限度地减少经验分享的障碍→建构简单适宜的活动→逐渐将治疗指导权由治疗师转向家长→逐渐把控制互动的责任由成人转向同伴→帮助儿童选择适当的同伴→逐渐在活动中加入更多的元素使其更加符合自然生活环境。以下我们将系统了解 RDI 的介入模式。

RDI 介入希望帮助孤独症患者成为社交世界里真正的参与者，使他们感受到与他人的连结感与意义，进而发展出经验分享互动，甚至因此建立起情感亲密的长久友谊。具体而言，包括以下几个方面的干预目标：①了解并欣赏经验分享的各种阶段；②成为经验分享互动中，共同调控互动协调的平等搭档；③了解并珍视他人的独特性——他人的观点、想法的感受；④珍视并努力维持长久的情感关系；⑤在社交与非社交的问题解决领域，都具有适应与保持弹性的能力；⑥认识自己的独特自我，并使自我认同持续成长、发展。

RDI 也注重孤独症患者全方位心理发展的重要性，例如：学会使用语言、听从指示、将自己的肢体动作训练的更加流畅等等，这些都是维持生存的最基本能力。所以，RDI 与其他治疗方式有许多共同特征。RDI 还是具有许多其他疗法所没有的独特性。它着眼于孤独症儿童人际交往和适应能力的发展，强调父母的"引导式参与"，在评估儿童当前发展水平的基础上，采用系统的方法循序渐进地触发孤独症儿童产生运用社会性技能的动机，进而使其习得的技能在不同的情境下迁移，最终让患儿发展出与他人分享经验、享受交往乐趣及建立长久友谊关系的能力。葛斯汀形象地把这一过程比作舞蹈，即通过训练，儿童从笨拙的初学者慢慢成长为娴熟的舞者，从而在与他人恰到好处的互动中享受到人际交往的美妙。

五、人际发展介入康复介入基本特点

（一）重视儿童的需求，注重发掘内在动机

孤独症患者的问题主要表现在社会技能的缺失，其实也反映了他们交往动机的缺陷。RDI独特的标志在于强调经验分享互动，更多地考虑到了患者本身的心理发展需求（让他们学会培养感情关系的内在经验）。在干预之前，谨慎地评估患儿心智发展的阶段，让患儿有能力了解他们所学到的技能的意义，真实体会与他人互动带来的喜悦。每一级训练都选用结构鲜明、步骤简单清楚的活动，使患儿产生动机去正面分享积极的情绪与刺激，然后逐步在这些简单的活动中加入变化，带来新鲜感，以帮助他们找到更深、更复杂地与他人分享自己觉得有意义东西的理由，内化自己的动机和技能。所以在RDI中，患儿不需外在的奖励来诱使他们练习新的社交技能，而让他们自然地从互动中感受到纯粹的喜悦。

（二）活动设计体系化

人际关系发展能力是一个细致的、有层次的系统，这种技能应以循序渐进的方式进行训练，儿童在关系发展中取得的每一步成功都为进一步发展奠定基础。因此，RDI是一套循序渐进的系统训练课程。首先集中建立孩子的动机，在此基础上系统而逐层地发展患儿的能力，整套课程包括了几百个和特定游戏相结合的能力发展目标，能精密地衡量孩子能力发展的边缘水平，有利于针对不同患者的发展状况特点，制订个别化、体系化的训练方案。

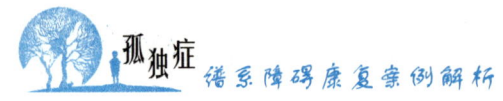

(三）强调家长的引导式参与

家长也是治疗的准备要素之一，家长也要学会治疗计划的基本原则和目标，并与治疗师参与教育课程。我们应使家长认识孩子疾病的原理，并了解孩子在经验分享互动上的先天缺陷所象征的深层意义。"引导式参与"一词来自俄国心理学家维果斯基，其含义是在一段互动关系中，高能力个体在活动的开始承担大部分组织与维护互动的责任、逐渐地协助能力较低的伙伴在平等的基础上进行活动。在RDI中，倡导家长的引导式参与有多方面的作用：①对于孤独症孩子来说，治疗训练过程是漫长而艰辛的，仅靠专业治疗师在有限时间内进行的训练是远远不够，因此，在家庭中建立"RDI"式生活模式，有利于将治疗训练常态化、长期化；②教会家长一系列引导孩子发展的方法，在家长掌握了RDI最初的几个阶段之后，孩子就会表现出更多责任感来监督和调整自己的行为；③RDI课程将训练要点和日常生活相结合，家长的引导式参与会在日常生活中创造更多的"训练契机"，有利于患儿习得技能的迁移。

六、治疗原则

RDI介入有以下三大基本原则：

（一）社会参照

经验分享互动的基础立于"社会参照"，这是处理认知与讯息的高度专门形式，可称之为"你我"思考。社会参照能力使孩子能不断地解读、诠释他与社交搭档间的关系，以判断他与对方协调的程度高低。执行社会参照的能力与意愿，是培养经验、分享互动的基础。持续而快速地在自己与他人间做比较，是社会参照必备的能力，而非等待观察某个特定的线索指示。孩子学会评估同质性的高低，以及/或者他与个别搭档正在做的、感受到的、认知到的、思考到的某件事情，在两人之间的协调度高低。例如，我们无时无刻地在参照着大家的面部表情，在房间其他角落的动作、注意的焦点以及大家的想法与喜好。而完成参照各种变相的动作，大概只需几秒钟的时间。社会参照的复杂之处在于，进行参照评估的同时，互动行为也同时持续着，互动动作继续进行，变化也不断发生，对新事物做反应，以及新的感受与想法也不断产生。一旦遗漏了任何讯息，也几乎无法倒带重来，互动持续地进行着，没有暂停或休息的时刻。最常见的状况是，我们在做其他事情的时候，也必须执行参照的动作，例如一起跑向椅子，或者一起看着天空中一只有趣的鸟儿。社会参照的重要性在于在任何行动或表现的前后，不断评估两人关系的状态，这全然改变了社交介入的本质。孩子不再需要依赖一连串的机械式反应，所以建立这种能力对孤独症来说很难。当我们教导患儿去了解如何在动态系统下运用社交技巧时，我们也为患儿开拓了一个崭新的世界。

（二）功能优先于方法

尽管某些社交技巧训练计划指导的某部分技巧，可以应用在经验分享互动上，但这些训练却没有任何正式的评估来考虑孩子的心智发展，是否已经成熟到得以理解该层次的经验分享互动所能带来的回馈，以及从事互动的原因。就算经验分享互动提供了再多的情感连结，孩子也无法理解。因此，这些技能便很少被用到，或者被使用错误。尽管指导孩子的社交技能可以被用在经验分享互动中，但在初期若没有先评估好孩子的心智发展，是否成熟得足以理解经验分享互动的价值，那么，各种训练徒劳无功的残酷例子就会随之而来。事实上，很多研究表明，心智缺陷已经成为现今判断是否患有孤独症的定义指标之一。也有一些研究者提供了心智理论技能的指导方式，开设课程以指导高功能孤独症儿童学习如何了解他人的想法与对事物的看法。但在后续追踪中，这些孩子在社会中的实际行为表现让人沮丧，因为他们在与一般人的交谈中依然故我，依然无法对他人的内心感到好奇而产生兴趣。这样的结果也并不意外，因为这个研究团队并没有在上课前，先评估这些孩子的心智成熟度，是否已经足以理解这些新的社交技能对他们人生的重要性。即使对于正常发展的孩子而言，也只有在意识到自己想与社交搭档分享更深层的经验——也就是了解到情感真正的功能之后，才会逐渐学习新的情感互动方式，也就是经验分享的方法。为了从经验分享互动中获得更大的回馈，孩子愿意去追求并花费大量时间来精通许多困难的社交技能。所以，在 RDI 中，我们应该在仔细判断过孩子的心智发展已经达到某个程度之后，再去教导他们适当的社交技能，而这种心智发展的成熟度与孩子的年龄无关，他们理解、使用这些技能的能力，以及珍视这些技能的能力，才是判断的依据。换言之，我们在介入之前，应该审慎地评估患儿心智发展的阶段，让患儿有能力了解他们所学习到的技能的意义，孩子便能真实地体会与他人互动所带来的喜悦。

（三）共同调控

一旦孩子学会社会参照，并且了解互动的功能与方式，我们便开始阶段式地指导他们从事共同调控。共同调控指的是互动的其中一方自发性的反应，为了维系双方互动的共同意义而改变自己的行为。在大部分孤独症患儿的互动实例中，总是成人在拼命地采取各种行动，来维系与患儿的互动。这样，大人常得追着孩子满屋子跑，当患儿不自觉地侵犯到大人的个人空间时，大人也会自己移开，并且改变自己的姿势，来维持与患儿面对面的互动。然而，在 RDI 中，患儿学会要自己负责维持互动的完整，成为"共同调控者"。他们学会一种特殊的沟通方式，能增加互动的协调，他们也学会自我调控——学会改变自我的行为，以配合搭档的反应。共同调控需要搭档间不断地互相参照：我需要加快速度或放慢脚步？我的搭档对我的谈话感兴趣吗？他的参照行为能显示出一种特殊的举动，称为修复或维持的举动。孤独症患儿不只是学会在互动中加入新的讯息，也要懂得在互动变得混乱时，限制新奇讯息引入的程度。这种一来一往的互动引发出对互动搭档的好奇心——他下一步会怎么做？一旦共同调控行为成熟之后，便提供双方进一步探测对方内心的基础：他在想什么？他现在的感受如何呢？共同调控最关键的是，学会观察互动的协调度是否还存在？或者已经陷入协调度丧失的危机？这种协调度的观察是非常微妙的。不幸的是，孤独症患儿不具备这种感受的能力。当我们开始带患儿学习共同调控时，我们应将这种"不协调"时刻放大。例如，教家长故意调皮地使用眼神背离的方法，或者把话说到一半突然停止，把原本要做的动作做到一半，或者故意荒谬地扮演错误的角色：这种把"错误"放大的举动，让孩子明显察觉到这种状况是有问题的，而主动采取调控行动来修补。

正常孩子从出生一开始，就逐渐累积经验分享互动所需的层层社会参照与共同调控，经过数千个小时以至于数年的累积，才具备经验分享互动的能力。通过一连串的渐进步骤，心智发展以一种固定的模式向前推进。婴幼儿在学习社会参照与共同调控的过程中，父母会自然地放慢动作，一步一步来。例如，一个妈妈如果要让小婴儿看到好玩的东西，会帮把他的身体转过来。妈妈在确定小婴儿看到这个东西之后，会再让小婴儿面向自己，或者到小婴儿面前晃来晃去，让两人都能共同分享看到有趣事物的愉快反应。发现新事物的刺激，会驱使小婴儿主动一而再、再而三地产生类似的反应，而身为互动搭档的父母，也可以逐渐减少在互动中，对小婴儿的辅助。孩子熟悉这项技能之后，他的心智发展已到达一定的阶段，也开始渴望体验下个阶段的发现。这个过程持续地进行，通过练习下阶段的社交技能，再产生新的发现，再练习、再发现……一步步迈入新的阶段。但是，在孤独症患儿的成长过程中，一开始，经验分享互动的基础就没有建立起来，他们无法一下就跳到中间阶段，去了解与人互动能带给他们的本质回馈。尽管我们可以看到，他们在其他方面已具备的高度能力，但是在心智发展这方面，是一个步骤都不容被省略的。

凭借以往治疗经验的教训，选择RDI介入模式后，在教导孩子学习任何新的社交技巧之前，一定会先确定孩子已经彻底了解他即将要学的这个技巧的功能与价值。就像正常的心智发展，我们采取的每一步都建立于前一个阶段的成功。只有在孩子学到在互动中从事共同调控的方法，与了解使用这些方法的充分理由之后，我们才能放手让孩子去从事即兴的活动。唯有在孩子熟悉且喜爱相互注意力与分享观点这两项技巧之后，我们才能把经验分享互动设定为治疗目标，让孩子真正学会分享想法与内在感受。因此，为了让孤独症患儿学习认知、关心他所处的世界，并且有所反应，我们应提供可以促进他们学习社会参照的背景环境。这个环境不但把可能让孤独症患儿分心的讯息降到最低，也把这种新的讯息处理方式所需的关键资讯放到最大。我们也应把一般同伴社交的互动步调放慢，经过训练的指导者是这个过程不可或缺的角色。指导者应逐步且谨慎地引导孩子做社交参照，并慢慢要求孩子在练习共同调控的过程中，担负起更多的责任。我们选择的活动也应着重在让孩子把焦点专注在经验分享的乐趣上，也借由这样的活动给孩子机会，逐步而缓慢地让他们练习，如何成功地达到沟通与协调互动的自我调控。我们更应考虑到孤独症患儿的状况对其学习模式的影响，而针对个别案例修正我们的指导方式。

评估在RDI的实施中是非常重要的一环，谨慎的准备是治疗成功的基石。评估的目的在于全面了解患儿的发展状况，分析治疗中可能出现的障碍与诱因，制订明确的短期治疗目标，规划训练时间表（表4-2）。

表4-2 评估工作的基本安排

评估工作	评估工具	评估内容与方法
初步评估	孤独症诊断访谈量表修订版（ADI-R）、孤独症诊断观察量表（ADOS-G）等	①确定患儿在社会交互作用、语言及交流、兴趣与行为缺陷、一些特殊能力或天赋上的具体特征；②对患儿的语言、认知、知觉、动作、注意力和情绪调控等方面的发展情况作出评估
专门评估	人际关系发展评估（RDA）	①观察家长提供的患儿在日常生活中与他人互动的录像带；②运用RDA对父母与其他相关人士进行访谈；③在结构化情景中对患儿与他人的互动进行现场观察并对观察录像加以进一步分析；④在所收集资料的基础上，判断患儿的人际交往能力处于前述儿童人际交往技能发展6个阶段中的哪一段，以明确列出患儿的治疗目标，制订有针对性的训练方案；⑤在治疗训练开始后，还需要定期重复评估活动（追踪变化），以了解治疗效果及及时调整训练方案

人际关系发展即经验分享能力评估（relational development assessment，RDA）是依据正常儿童人际交往技能发展阶段制订的专门评量工具，是开展人际关系发展干预治疗的基础和重点。

对应上述一般儿童人际交往技能发展的六个阶段，完整的RDI课程区分为相互衔接的6个级别，葛斯汀将其形象地依次冠名为"新手""学徒""挑战者""旅行者""探险家"和"伙伴"。每一级涵盖层层递进的4个阶段，共有24个阶段，各部分都由重点不同的许多游戏组成。每一个水平在人际关系发展的关注点上有着很大的进展变化，随着阶段的提升，游戏所需的技巧数量及复杂度也成倍增加。其中第一级至第三级主要针对年幼患儿〔2~8（9）岁〕，第四级到第六级是为年长患儿、青少年与成人设计的。

需要说明的是，在RDI中所选用的游戏（活动）是按水平和阶段的顺序列出的，但并非固定不变的，训练者可以根据每一阶段的目标，变化游戏的形式，或在日常生活中，随时抓住契机，创造符合本阶段目标的游戏情境。训练者可以自由地选择训练内容，跳过孩子不感兴趣或已经掌握的活动，但不要训练那些明显超过孩子能力水平的内容。训练者也可以按照合作、沟通、谈话、情感功能、灵活性、经营能力、家庭、小组、解决问题以及自我发展等主题来选择能够实现目标的相应活动。当然，RDI课程中也包括了一些非社交的目标，例如，快速转移注意力、自我调控等，以支持经验分享互动的建立。所有的活动均需要反复练习，有些活动可能只需花费几个小时，有些则需要几天、几个星期，甚至几个月。所需要的时间依赖于孩子的能力及所分配的训练的时间，切忌急功近利。

下表概括介绍了RDI介入的各级水平与各个阶段。包括各级水平的概要、参与者、设置、语言策略、训练要点，各个阶段的目标、概要、关键提示，各个活动的要点、概要、参加者、准备、训练指南、变化、障碍/机会（表4-3）。

表 4-3　RDI 的 6 个水平和 24 个阶段

水平	阶段	治疗目标	训练重点	要点提示
Ⅰ.新手	一、情绪调谐	1. 与成人面对面的情绪分享是孩子注意力的中心； 2. 被成人的眼神或温柔的话语安抚； 3. 很容易受到成人面部表情与语调的影响	情感调适、建立社会参照	引导式参与
	二、社会参照	1. 借着观察成人取得许可、安全感与保障（供给能量）； 2. 会与靠近他身边的人亲近，并且在转移注意力之前，确认他们是熟悉而安全的		
	三、分享兴奋	1. 兴奋的主要原因来自父母引进的新刺激； 2. 对于成人所给予将注意力转移到兴奋动作的暗示，很容易而愉快地做出反应； 3. 和成人积极沟通，以便获得更多的新奇与刺激		
	四、简易游戏	1. 了解并喜欢简单游戏的规则； 2. 借由在活动高潮前适当时机的面对面微笑与大笑，分享对愉快结果的期待； 3. 在成人的指导下，于指定的时间扮演简单的角色		

续表

水平	阶段	治疗目标	训练重点	要点提示
Ⅱ. 学徒	五、基本架构	1. 透过必要的角色扮演观察"角色时机（role timing）"，乐于学习活动规则、角色与架构； 2. 很高兴能在伙伴引导下，成功地扮演角色	学习共同调控	整合训练元素；引入同伴；结构化限制
	六、变化与趣味	1. 伙伴引导的活动变换成为活动中的高潮； 2. 虽然快速引入各种变换活动，依然了解并喜爱活动的架构； 3. 依伙伴指示而做角色的互换调整以及改变动作		
	七、面对面以及互补性调谐的角色组合	1. 参与有规则性的面对面调谐的角色组合，成为活动的伙伴； 2. 参与有规则性的互补调谐的角色组合，成为共同调控的活动伙伴		
	八、一起动作：对称调谐的角色组合	成功执行活动中对称角色的行动（例如奔跑、与伙伴一起倒下）		

续表

水平	阶段	治疗目标	训练重点	要点提示
Ⅲ.挑战者	九、共同加入变化	1. 在致力于流畅，协调的动作时，乐于与伙伴一起将新奇的变化带入活动中； 2. 与伙伴分享新活动中原有的与增加的部分； 3. 变化是在良好的沟通与谨慎的态度下完成（相对于阶段九，在之后的即兴动作阶段中，活动变化是以快速的方式进行）	分享内在经验、想象和想法	角色扮演、想象力游戏和对话；成人向同伴过渡
	十、流畅的过渡转换	1. 积极参与将彼此关联的数个活动，变成流畅的单一系列活动，并且乐在其中； 2. 将数个元素从一个活动合并到另一个活动时，所有动作仍然是协调的（例如从跑步到爬行再到跳跃）		
	十一、即兴动作	1. 喜欢伙伴们彼此合作，在维持动作协调的同时，持续修改规则与角色； 2. 在活动的恰当位置里，缺乏某些特定结构化的元素时，仍能与伙伴维持协调		
	十二、共同创造	1. 乐于创造新游戏，在这些游戏中，伙伴双方对游戏规则与主题贡献同等的心力； 2. 欣然同意与伙伴创造新游戏的合作精神。（这样的精神表现在通过语言与/或语言的方式，对双方共同拥有的游戏中的元素进行沟通，他们一起归类与/或同意属于他们的新游戏中共享、即兴元素的独特模式）		

续表

水平	阶段	治疗目标	训练重点	要点提示
Ⅳ.航行者	十三、相互注意力	1. 享受视觉及语言的情绪分享，领会某项外在刺激的共同知觉； 2. 可以在没有人暗示的状况下，快速将注意力从共同的刺激，转移到伙伴的脸部表情，以寻求情绪分享（而非为了获得某项物品或讯息）	发现分享活动的乐趣	外在转向内在
	十四、观点取替	积极探索以下各项知觉的比较与对照： 1. 同样的东西，"你怎么看它" 2. 在同样视线范围中看到不同的东西，"我从那朵云里看到一张脸，你看到什么？" 3. 不同的视线范围，"你在做什么？你看到了什么？"		
	十五、独特的反应	1. 伙伴的独特反应成为相互注意力经验中的重点； 2. 了解到伙伴的情绪反应与独特的知觉，和自己的一样有趣		
	十六、添加想象	1. 共同添加的想象元素成为相互注意力经验中的重点； 2. 喜爱假装的角色扮演和游戏，游戏中，每个伙伴在进行创造时，贡献同样的心力		

续表

水平	阶段	治疗目标	训练重点	要点提示
V.探索者	十七、分享想法	1. 快乐是透过分享想法、意见与感觉而得来的； 2. 与同伴共同创造新想法与题材，来进行沟通与分享内在的世界； 3. 完全理解与伙伴间的假扮活动，不需外界的道具，就可以将假扮的角色与动作用在共同的角色扮演活动中； 4. 顺利地创造并转换假扮的角色	与他人进行具有想象力的互动	互动从结构化转向想象化
	十八、令人兴奋的差异	1. 对于比较与分享不同的想法、观点与意见，展现出高度的兴趣； 2. 社交伙伴带入游戏与交谈中的不同想法与题材，使人际关系更加令人兴奋		
	十九、内在与外在世界	1. 能区分内在与外在的反应，并且更重视伙伴的内心状态； 2. 认识到外在的反应并不一定能准确地代表伙伴真正的情绪状态，并且积极尝试判断伙伴的内心状态； 3. 了解什么是假装与欺骗，可以假装产生某种与实际情感不同的情绪； 4. 当伙伴假装产生某种极端的情绪时，会做出恰当的反应		
	二十、心智的重要性	1. 认识到思想、感觉与想法是经验分享的要素，并且有高度的意愿，与他人分享这些内在的状态； 2. 对于判断伙伴真正的想法与感觉，展现积极的兴趣		

续表

水平	阶段	治疗目标	训练重点	要点提示
Ⅵ. 同伴	二十一、独特的自我	为了更清楚定义独特的自我概念，乐于发现自己与他人的相同点与差异点	建立独特的自我认同和真正长久的友谊关系	个别化
	二十二、团体的归属感	1. 重视自己作为特定团体成员的价值，并将其视为认同重要的一部分； 2. 时常参照团体成员，由此判定自己的行为是否具有增强作为团体一员所需的正面影响		
	二十三、伙伴情谊	1. 重视可以分享的兴趣、活动与过去的人和事物的伙伴情谊； 2. 判定哪些行动可以增强朋友想与自己相处的渴望； 3. 时时参照朋友，以判别双方的友谊状态		
	二十四、历久不衰的友谊	1. 友谊主要是以抽象原则为基础；借由过去的共同经验、信赖以及忠诚，而了解交情不深的玩伴与亲密友谊间的差别； 2. 对于如何获得与维持友谊有明确的了解，有令人信服的理由信任并重视朋友； 3. 经常参照朋友对这段友情的感觉； 4. 为了加强友情的联系，在互动之余，预先考虑到朋友的需要及渴望		

一般来说，介入的初期情境需要刻意制造，应把令患者分心的各种变项都删除掉，帮助患者更容易做到情感的发掘。例如，选择在一间舒服干净的治疗室里做活动，这间治疗室的窗户是关起来的，看不

到外面，墙上也没有任何的装饰，这样可以把视觉与听觉上的"噪音"降到最低，因为即使是对一般人来说很简单的背景，都很容易让孤独症患者分心。同理，我们也要把小玩具，小游戏拿掉，因为这些会让患者无法专心注意到与他人互动的社交讯息。一旦把这些容易支开注意力的元素都撤走，便容易让患者注意到重要的社交与情感交流的讯息。开始时，我们应慎选一些结构鲜明、步骤简单清楚的活动，使患儿产生动机去体验积极正面的情绪分享与刺激。换言之，初期的活动应具有明显的界线、简单的流程、功能分明的角色、清楚的开始，以及具情感意义的结尾，来达成经验分享互动的目的。然后，逐步在这些简单的活动中加入变化，带入新鲜感。做好经验分享的互动需要非常严格的练习，一开始我们可能会看到大部分的孤独症儿童对这种活动缺乏兴趣。所以，我们需要花费大量的时间精力，让孤独症患者规律地得到只有在一段良好的感情关系里才能找到的乐趣样本。早期的密集介入方式是非常关键的，原则上应安排每周一次或两次的疗程（每次15～20个小时），同时需要父母在家中设置最少刺激因子的学习环境，并且每周花10～15个小时进行训练。

七、案例解析

案例导读 18

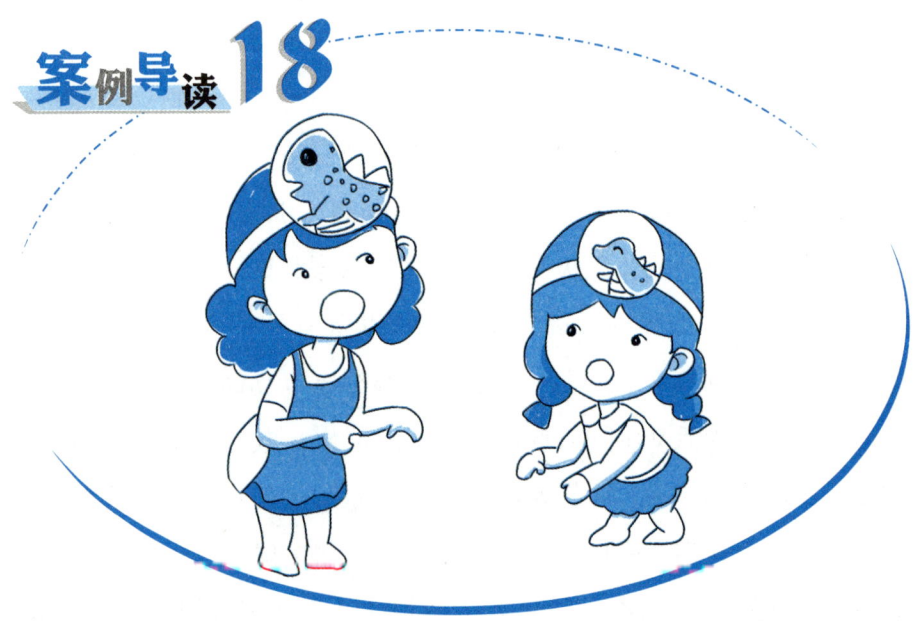

概述与评估

婷婷,女,4岁,喜欢恐龙相关的玩具和知识,目光有一定的注视,喜欢的事能安坐10多分钟,对别人面部表情和语调的变化有反应,易被温柔的语言安抚。部分时候周围人可引起她的关注但不能参照别人一起做动作(别人都仰头看天上的飞机,她看别人但不同时仰头看飞机),可执行日常指令,与别人经验分享能力差(高兴时自己拍手欢呼,不刻意引起别人注意),玩耍活动的规则变化难适应,总体属于人际关系水平Ⅰ中的社会参照阶段。

人际交往阶段目标

社会参照能力的建立。

下篇　孤独症谱系障碍的常用干预方法及案例解析

过程

训练开始父母便开始介入,选择婷婷喜欢的恐龙作为授课媒介,选择布置婷婷最感兴趣的一个母子恐龙生活的场景,时间安排在她下午睡觉醒来情绪很好的时候,在治疗师指导下父母亲自参与(父母最了解孩子,可以尽可能减少经验分享的障碍)。孩子扮演子恐龙,妈妈扮演恐龙妈妈,游戏设定为恐龙前面跑,恐龙妈妈后面追,追到后妈妈拥抱和欢呼,让婷婷也模仿拥抱和欢呼。多次的训练中都强调妈妈要在孩子完成每一个游戏环节时提醒婷婷要给妈妈以对视和形式分享,同时妈妈也一样夸大自己与婷婷的分享,使得婷婷可以观察、体会和模仿,2个月后婷婷慢慢的由于理解和被渲染而固化了这种分享意识。此后婷婷妈妈的角色要邀请一位年龄相仿的同伴替换,训练师事前给同伴有所交流,要求同伴性格包容平和,这样训练2个多月时间,大约整体训练半年后,围绕着恐龙的游戏,婷婷在游戏中有了参照同伴表现的能力。

解析

社会参照能力的建立要有情绪调节的能力。婷婷有情绪调节能力(可被温柔语气安抚)和部分社会参照能力(别人都仰头看天上的飞机,她看别人但不同时仰头看飞机),但社会参照能力差,这是我们应关注的重点。这种程度是较轻的孤独症儿童较普遍存在的现象,因为是孤独症认知上质的缺陷所致,所以纠正起来难度大,即便学到一些能力,往往掌握的程度有一定的机械性,主要是因为这种孩子很难理解新的社交技能对他们人生的重要性,所以就不能灵活地控制社交活动,所以教授他们的社交技能尽量要在评估结果下合理制订结构简单明晰的游戏。训练的过程中根据孩子的具体情况,让孩子有一定的观察、模仿和体会的机会是非常必要的,特别是体会其中的乐趣。

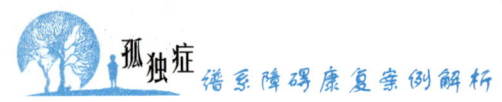

第五章 融合式教育

一、概述

1994年联合国教科文组织召开"世界特殊儿童大会",首次提出了融合教育理念。融合教育主张使特殊儿童和健康儿童在普通教育环境中一同享受正规的教育。针对孤独症儿童,融合式教育主要是"社会融合式教育",即增加了孤独症儿童与正常儿童交往的机会,在社会中训练其社会能力。普通同伴群体对孤独症儿童社会交往行为的积极反馈,强化了孤独症的社会行为与意向,训练同伴教给孤独症社会交往技能,提高其社会能力。在融合式教育中可以有效利用日常生活中的一日环节灵巧地教育儿童从早晨入园、早餐、如厕、午休等环节培养规则,并开展丰富的规则游戏,努力让孤独症患儿逐渐明白任何事情都是有规则的,都要遵守规则,让他们的行为向正常儿童看齐。与正常儿童的游戏交往、课堂中的幼师互动、幼儿园日常交往等环节,都是对孤独症患儿进行语言教育的有效契机。课堂上老师尽量安排孤独症儿童坐在离老师较近的地方,以便师生互动时鼓励他们,使其积极参与互动,对正向行为要积极鼓励。社会融合式教育不是简单让孤独症患儿随班就读,教育的组织与实施也并非均以健康儿童的发展水平为依据,而是以教育者因材施教为宗旨,以个性化教育为指导,有目的、有计划、有方法地主动干预,从课程的设置到资源的使用均要考虑到孤独症患儿的发展,为其提供几种特殊的辅助教育形式,包括资源教室模式、咨询教育模式、巡回服务模式、资源中心模

下篇 孤独症谱系障碍的常用干预方法及案例解析

式等。在我国资源教室模式较为常见，它是指在普通学校中专门为特殊学生设置教室。资源教室里有从事特殊教育的教室、并配有相应的教材、教具、图书等教育资源，各种检测工具、测量表等评估资源，还有康复指导、康复器材等康复资源。孤独症学生大部分时间在普通教室上课学习，在特定的时间到资源教室学习，接受特殊教育。设置资源教室的目的是为特殊学生提供教学上的特别支援，使特殊学生的潜能得到最大的发挥，缺陷得到补偿，同时发挥其社会适应能力，使他们能在普通班顺利地随班就读。目前我国也在加大对资源教室的建设力度，《2014年教育部工作要点》指出支持承担随班就读残疾学生较多的普通学校设置特殊教育的资源教室，教育教学和康复设备，为特殊学生提供个性化的教育和康复训练。融合教育从广义上说，不仅仅是学校的融合，而是一种社会的融合，这种融合教育包括家庭融合、学校融合、社区融合等多种形式。面向残疾人的康复工程的社区康复已是世界潮流，我国政府也在逐渐加大对社区康复工作的投入力度。社区是孤独症患儿生活的一个小单元，社区资源环境、人文环境均影响孤独症患儿的康复，社区的加入会为孤独症患儿康复带来很多希望。

（一）社会融合教育的主要内容

1. 生活自理与居家安全。
2. 社会活动与行为规范。
3. 语言应用与人际交往。
4. 情绪控制与社会情感。
5. 自我意识与社会角色。
6. 思维能力与社会认知。

这六个方面相互渗透、相互贯通，贯穿在家庭、社会、幼儿园、学校等场合，不同的场合教育内容各有侧重。

（二）社会融合教育的原则

1. 交往环境中主动创设的原则

目前社会对孤独症的认知程度有限，所以家长要努力地协助社区、老师因地制宜地为孩子创造交往环境。家庭对孩子的接纳和社会交往环境创造是这个原则实现最基础和重要的因素。

2. 因人施教特殊辅助的原则

不同孤独症儿童的障碍程度各有不同，最主要的问题往往是社会交往障碍，所以在实施中要制订个体化的目标和计划，并采用因人而异的特殊辅助。

3. 融入生活随机教育的原则

训练和生活应融为一体。生活中发现孩子出现的问题，将其分解，根据孩子的能力给其特殊辅助帮助其完成。注意将交往需要、交往动机、交往环境、交往训练、交往应用、结果强化等融为一体，来完成社会功能的康复。

4. 循序渐进持久积累的原则

训练的每个领域里，每个患者障碍的程度都不同，制订方案时要根据孩子的具体情况由低到高，由易到难地逐渐进行。要意识到这种疾病的脑损伤需要持久的系统训练才可能有所进步。

（三）社会融合教育的主要实施者

1. 家长

给孩子创造家庭生活中社会化的人际交往环境，给孩子创造公共场所中学习工具性交往的社会环境，给孩子创设幼儿园和学校随班就读中与同龄人之间的人际交往环境。

2. 教师

是又一重要的实施者，既包括训练机构的教师也包括普通幼儿园和学校的教师，还包括家庭教师。

（四）社会融合教育的主要实施场所

社会融合教育是将训练融合于真实生活中，是开放式的教育。是将孤独症孩子放在普通社区、普通幼儿园及普通学校等正常社会环境去体验和学习社会技能的一种方法。虽然可以对孤独症进行脱离社会同伴的隔离训练,但这种方法是阶段性的、暂时的和准备性的,他们一定要在真实社会中去学会有效应用他们学到的技能。

二、家庭生活中的社会融合教育

(一)家庭是孩子最好的学校

家庭是一个人生活的主要场所。家庭教育的场所不只是在家里,更重要的是在家庭之外,家庭教育可以在各种场合展开。如在社区的游乐场可以让孩子了解如何礼貌地与长者和小朋友打招呼、如何有序的和小朋友玩、如何应对小朋友的无礼等情况;超市里让孩子了解物品的分类、货币的分类与使用、购物的程序及耐心排队等;街道上让孩子掌握交通规则;家中会客是让孩子学会待人接物的好时机,所以家庭教育在各种场合中都可以进行,场所非常广泛,也可以说没有边界,它是一所没有围墙的学校。孤独症孩子从"生活自理与居家安全"到"社会活动与行为规范",从"应用语言与人际关系"到"情绪控制与社会情感",从"自我意识与社会角色"到"逻辑思维到社会认知",无论哪一方面都可以在家庭的不同场合找到教育的机会。社会功能的康复贯穿到家庭生活的方方面面,家庭生活也可以涉及社会功能教育的所有内容,一定不要局限在家里要走出家门。

对于孤独症患者来说家庭这所学校的干预中是需要实施者有意识地为孩子创造场景和机会的,程度比较好的孤独症孩子能否顺利进入幼儿园和学校,他在学校可否顺利就读很大程度还看家庭为他们创造的环境条件如何。

带一个孤独症孩子到社会上是会遇到很多困难和压力的,对家长的心理素质和教育能力都是一种挑战。由于社会对这种病的认识程度有限,所以常常不被理解和宽容而被责备,这种冲突都需要父母去承受和化解，并很好地应对。总之，实施者不能回避问题，不能怕尴尬、怕被歧视、怕丢面子，而不敢把孩子带到广阔的社会环境中去。孩子能走多远，走多久是和家庭密不可分的，父母一定要有勇气面对困难，冲破心理围墙。

对孤独症患者来说，社会功能的康复是一个永久和终生的话题。即便有幼儿园和学校的教育，也脱离不开家庭环境的教育。家庭教育的基础性、连续性、长期性在孤独症儿童康复教育中有重要的地位。家庭教育的实施者应该制订好家庭的社会融合式教育的长期、中期和短期计划，下定决心提高实施者自身这方面的能力，应该明白孤独症儿童家庭教育的长期性和有效性对孩子康复的效果意义重大。

家庭是孩子最好的学校，对孤独症孩子而言更是如此，家庭在社会融合教育中的作用尤为显著。

（二）家庭中实施的原则

1. 生活内容和训练内容紧密相连

按制订计划开设的训练内容针对性强且有强化的作用，但这些内容的真正掌握要在日常生活中反复多次的实践才可以实现。很多家长易把日常生活与训练内容分开，认为只有在训练机构的时间才是训练，下课就结束了。这些家长往往用"课程"时间来衡量训练时间，他们没有认识到丰富多彩的家庭生活才是最好的训练平台。

2. 训练和社会功能紧密相连

孤独症孩子往往存在一些超长功能区，这些功能区内他们常表现出好兴趣，易表现出"形式技能"，即不明白意思和功能，机械的记忆背诵，如计算数字、描写汉字、认读汉字即反复讲述某个领域的知识等。所以训练时一定要评估好所训练内容与生活功能的关系，如果只是"形式技能"，尽可能回避作为训练内容。

3. 勿用"亲情"代替"理性"

面对自己的孩子，家长往往溺爱和关心太多，往往原则性不强。

下篇　孤独症谱系障碍的常用干预方法及案例解析

孤独症患儿的康复是一条漫长而艰辛的路,行为结果的反馈是获得良性行为的重要方法,所以需要家长非常强的理性思维,家长常常需要克制自己对孩子的心疼,"硬"着心肠坚持规范训练。当家长面对孩子哭闹、饥饿等表现时是否理性的坚守训练规范往往是决定训练是否有效的关键点之一。

4. 训练要有目的性和计划性

孤独症患儿的康复训练是一条可能伴随患者一生的路,在这条路上一定是有远期、中期和近期目标的。目标一定要与训练对象的能力匹配、一定要在一定时间内有一定的稳定性,所以家庭的训练目标和在课堂上的目标要基本一致,内容可以丰富,内容的丰富是基于以目标为基础的有"计划"制订的,这时的"计划"主要是为了让形式的内容有相关性和递进性,这样才可能达到事半功倍的效果。

(三)家庭中实施的方法

1. 主题活动训练

是把社会融合教育的生活自理与居家安全、社会活动与行为规范、语言应用与人际交往、情绪控制与社会情感、自我意识与社会角色、思维能力与社会认知、家庭课堂训练和随机教育等内容融于日常生活的场景中,在生活活动中实现目标。如厨房帮忙时防火安全知识的学习、排队上电梯时自我忍耐力的控制、与小朋友玩耍时让小年龄段孩子的社会角色和人际交往能力的学习等。

2. 家庭课堂训练

是指以上课的形式传授知识,培养思维,训练生活技能、社会技能或某种专业技能的康复训练方式。家长要在课前设计每堂课的训练目标、训练内容、操作步骤、操作程序,一步一步地展开训练。一般来说,"家庭课堂训练"适合教授结构化的知识,适合做专题性的智能训练。如孩子的思维能力、逻辑推理能力、图形认知能力、句法应用能力等,也可以训练孩子的生活技能,如系扣子、吃饭、洗手绢等。

与生活主题训练相比，家庭课堂训练特点为：①可以脱离真实的生活情景和过程，实施者容易把控。②孩子获得的知识不被生活场景中的一些其他环节影响，获得有规律的结构化的知识，而不是零散的感知知识。③随机教育训练：指自然状态的日常生活中，随时随地发现教育机会，利用教育机会。如每天见到老师要问好、接到别人给的东西要说"谢谢"，想吃东西要说"要"等，或随机看到偶发事件对他进行教育，如车祸现场、殡葬现场等等。

三、幼儿园的融合教育

（一）什么是幼儿园融合教育

幼儿园对一个儿童的成长非常重要。由于孤独症儿童的行为和情绪障碍，常不能被幼儿园接收，很多幼儿园老师在孤独症儿童面前也很无措。把一个孤独症孩子放在普通幼儿园里也会造成两个结果：一方面常规教育方法难以满足孤独症幼儿社会功能康复的特殊需要；另一方面孤独症孩子的各种行为问题的存在将给整个班级的保教工作带来管理和教育上的挑战，这种挑战单凭老师的工作热情和责任感是无法应对的。

幼儿园的融合式教育是在普通幼儿园的普通班级中接纳孤独症幼儿和正常幼儿一起接受教育，通过实施特殊辅助的随班就读的保教，把孤独症幼儿的康复教育融入正常幼儿教育环境和教育过程中，以促进孤独症幼儿的社会发展和社会功能的改善。因此幼儿园的融合教育要具备以下条件：首先，孤独症幼儿是随班就读式的保教。其次，必须由专职的特殊教育老师辅助。最后，对孤独症孩子要有个性化的融合教育方案。

幼儿园和家庭中的人际关系环境是有所不同的。幼儿园人际关系中幼儿和老师的关系不同于父母与幼儿，且幼儿与幼儿的平等关系也是家庭中所没有的。幼儿园的社会关系中，老师和每个孩子都具有自己的社会角色，每个角色都有自己的行为规范，这与家庭内的社会角色和家庭行为规范具有很大的区别。特别是幼儿之间的榜样示范、行为参照作用，是家庭教育无法做到的。家庭教育中家长会容易迁就于孩子的特殊性，而在幼儿园中，更突显环境对孩子的压力。幼儿园中能以普通儿童社会性发展为参照，以此矫正孤独症儿童在社会性方面的偏差，强调孤独症孩子跟随集体、共同注意、集体行动、同伴分享等能力的培养，这种特点是家庭教育所没有的。幼儿园融合教育创造的人际交往环境与机构的差别使幼儿园中的康复训练更具有生活化特点，孩子在幼儿园中不仅要上训练课，而且要和正常儿童一起生活，具有更真实、丰富多彩的生活内容，这种环境中的康复教育是融入幼儿园一日生活之中的健康教育。孩子放在一日生活中也有利于教师实实在在的了解孩子在各种社会功能的障碍程度，把孤独症儿童放在正常儿童中也能够使家长和老师更真实的了解孩子在社会交往中存在的问题，有利于制订针对性的方法去诱导。所以幼儿园的融合式教育是在幼儿园生活中发现孩子的问题，以解决孩子的问题为教师的任务，从全面促进孩子的社会功能发展为教育目标，也就是在生活中教需要的技能。生活自理、跟随集体、模仿他人、参与活动、合作游戏、建立规矩、执行规范、语言沟通、认知理解、有意注意、集体指令、控制行为及培养动机等都可以渗透到幼儿园的一日生活中，这种在真实的交往情景中发生的事情是给孤独症孩子反复的示范、引导、辅助而使他们逐渐习得技能。使孤独症儿童置于这些真实的生活背景和正常人际交往中，以实现生活中训练和训练中生活。

(二) 幼儿园融合教育的适合对象

幼儿园的融合是教育虽然是一种较好的特殊教育方法，但有自己特有的适应对象，它主要是针对七、八岁之前的孤独症儿童的康复模式。孤独症儿童类型各异、程度不同，孩子与孩子之间有很大差异，幼儿园融合教育适合轻度、中度孤独症儿童。对于有些智力程度明显落后、社会性障碍比较严重的孤独症儿童，只要没有严重的攻击行为、自伤行为，只要经过辅助能够被幼儿园接纳，都可以接受幼儿园融合教育。幼儿园的教育对象是3~6岁幼儿，但是由于孤独症儿童社会发展水平显著落后于正常幼儿，因此接受幼儿园融合是教育的孤独症儿童，在园的年龄最好比同班孩子大1~2岁，这样可以使他们在幼儿园的生活、学习等方面缩小与正常儿童的差距。有些幼儿园孩子的年龄越来越低龄化，接受2岁以下幼儿的小托班不适于孤独症儿童进入，因为2岁以下孩子之间的交往还处于萌芽阶段，班级中还没有形成同伴之间的交流、合作的交往氛围，所以对孤独症儿童的社会性发展还起不到应有的影响和熏陶。因此孤独症儿童的幼儿园融合式教育应该从小班开始，年龄最好4岁以后开始，程度比较重的儿童，入园以前可以先到训练机构中接受特殊训练，为进入幼儿园做一些准备。

幼儿园融合教育是让孤独症儿童进入普通幼儿园的普通班级，并有特定的教育辅助方法，对孤独症儿童实施集体中的个别教育，并有特定的促进孤独症儿童社会功能改善的教育目标。

（三）幼儿园融合教育的特殊辅助随班保教

幼儿园融合教育不是简单的让孤独症孩子混入幼儿园，不是简单的随班就读，它需要教育者有目的、有计划、有方法的主动干预。不能用同情替代疗法来面对幼儿园的孤独症儿童，更不能让孤独症儿童在幼儿园中成为一个被放弃的边缘孩子。有些父母怕老师对孩子嫌弃，以为允许孩子入园已经相当不容易了，不敢对幼儿园、老师再提出特殊的教育要求。这种随班混合式的上幼儿园，其康复效果微乎其微。幼儿园融合式教育必须有专职人员对孤独症儿童进行专门的特殊辅助，教育内容包括孤独症康复教育的领域，其目的是全面提高孤独症儿童的社会功能，因而无论是生活起居，还是游戏活动，或者课堂教育，都贯穿对孩子的自理能力、社会模仿能力、集中注意力能力、工具性沟通能力、情绪表达能力、行为控制能力等社会功能的全面培养，这些方面的教育计划都必须通过特殊教育辅助，渗透到幼儿园教育的每个环节中。孤独症孩子的保教难度大，需要特殊管理和教育，没有特殊人员的辅助就不能满足他们的康复需求，因此必须给他们特殊辅助，没有特殊辅助或辅助不利都会影响孤独症儿童的康复效果。

（四）具体方式

1. 随班保教加特殊机构训练

中度以下的孤独症孩子，因其社会能力较差，全天在幼儿园中随班就读较困难，所以随班就读的同时每天安排一定时间在特殊训练机构进行辅助训练，辅助教师在幼儿园生活中也随堂进行一定的干预。尽量让幼儿园和特殊训练机构训练实施过程统一调控并进行效果评价。因为大多数幼儿园中没有满足孤独症儿童的个别训练教师，所以这种方式既能让孤独症孩子接受幼儿园教育，又能满足个别训练的要求，是一种比较现实的方法。

2. 随班保教加个别训练

孤独症孩子在普通幼儿园中除了幼儿园的平日生活、活动外，由幼儿园辅助教师按照个别训练计划，在园内生活、活动及教学中伴随特殊辅助和完成个别训练课程。每日个别训练的时间根据孩子的程度安排，1~2小时不等，个别训练可以集中安排。在幼儿园中实施个别训练，既有利于随班就读教育，又可以补偿孤独症儿童知识、技能和智力不足，是一种比较理想的幼儿园融合教育方式。但是，它要求辅助教师具有能够承担孤独症儿童个别训练课程的专业能力。

3. 全程随班保教

孤独症儿童全日融入班级，有特殊辅助教师在幼儿园生活、活动、教学中实施特殊辅助，不设专门的园内个别训练课程。接纳的班级要创设适合的环境，在指导教师的指导下完成幼儿园生活和实施家庭融合教育方案。这种方式适用于轻度孤独症儿童。这些孩子一般会在3岁左右就被送进幼儿园，由于他们的理解能力一般比较好，其主要障碍是语言和交往能力与同龄儿童存在一定的差距，因而往往在入园一段时间后被老师发现问题。这些孩子的特殊辅助重点是加强他们与班级同伴交往的个别指导，通过特殊辅助使他们能够适应全程随班保教要求，可以不特别设置认知补救的相关内容。

（五）注意事项

幼儿园融合教育中要注意生活、活动和教学的有机结合，三者可以说是相辅相成的，这三个方面都需要孩子的注意力、思维能力、指令执行能力、情绪控制能力、行为模仿能力等，其中任何一方面的提高都可以带动其他方面的提高。平日的教育内容设计中要注意合理地将内容贯穿在各个方面，以便取得较好的效果。一般情况下由于生活教育的内容和满足孩子的生理需要相关，生活内容的相关对话在生活中重复率高，语言相对固定且生活参与主要是自理能力，对其他同伴参与的要求低，所以较容易最先实现。活动教育是有动机地参与集体活动，需要对变化的指导语有一定的理解能力，所以大多数情况下达到让孤独症孩子能够关注其他人的活动和模仿性的参与就相当不错了，真正的参与是很难实现的。教学教育要求孩子对老师的要求有一定的理解能力和情绪控制能力、具有一定的注意能力，所以对程度较好的孤独症孩子，重点要求孤独症儿童的学习习惯和学习能力，对注意力和课业能力的要求会有一些困难。

特殊辅助特别重要。无论是随班还是单独设置的个别课程，特殊辅助要一对一进行。特殊辅助可以是幼儿园教师、训练机构老师或养育者等，但对承担特殊辅助的人的素质要求都较高，如都要有一定疾病、心理、教育等知识的储备才能胜任。

（六）实施

幼儿园的融合教育目前在我国还没有相关的具体实施规定，孤独症家长对此非常关注，根据我国的国情，这项任务实施的牵头者可以是家长，可以是幼儿园，也可以是训练机构。可喜的是目前有很多机构已经开始了半天机构训练半天普通幼儿园（与机构有一定沟通）生活的融合式教育，而且一些普通幼儿园老师已开始参加各种特殊儿童的教学培训内容，当然家长是机构和幼儿园间沟通最好的桥梁，所以家长一定要有足够的知识和认识，决不能因为有人管孩子就当甩手掌柜。

实施首先要进行状况评价。评价时按照生活、活动及教学的顺序进行评价，评价要在孩子入园 1 个月后视孩子的适应情况来决定是否进行，评价要参照同伴正常患儿的水平，评价围绕孩子是否了解幼儿园的生活规律、是否可按指令满足生理需求、活动时参与欲望和控制情绪的能力、教学时对指令的理解执行和课堂纪律情况等方面进行，根据评价内容进行辅助计划的制订。

其次是辅助计划。辅助计划在状况评价的基础上制订，根据评价结果制订可行的目标后给予辅助，辅助实施时是需要 ABA 的一些方法的。辅助方法根据结果情况需要改变，可能辅助增加也可能辅助减少，或者目标进行适当调整，所以辅助计划调整的周期可根据实际情况定，一般大于 3 个月。

最后是执行记录。主要记录是怎样辅助的、辅助下孩子做了什么及孩子的功能发生了什么变化等。记录的目的是为调整计划或辅助方法，所以要细致记录才可取得效果。

幼儿园的融合教育与孩子的程度、特殊辅助的质量及幼儿园对孩子的接纳程度密切相关。幼儿园最好小班上课，每 30 个孩子中有 1～3 个孤独症孩子为宜。引导正常儿童家长接受孤独症孩子也是一个非常重要的因素。

四、普通学校的融合教育

（一）孤独症孩子要上普通学校

孤独症孩子的社会化能力提升需要正常的环境，普通学校就是一个重要的正常环境，所以进入普通学校对于孤独症孩子来说是非常必要的。普通学校接受孤独症孩子的程度也是一个国家文明程度的标志。

目前我国的现实情况是进入普通学校的过程让孩子和父母常常经历一段不同寻常的经历。往往是父母使出浑身解数才能让孩子进入学校，却又让孩子开始了一段痛苦煎熬的路程。由于孤独症孩子社会功能的缺陷，常常与学校环境发生冲突，父母也难于把控，所以往往伴随着父母的屈辱与自卑、疲惫与焦虑，以至于决定不再让孩子进入普通学校。

虽然绝大多数孤独症孩子的最后的社会化程度不及正常人，但他们确有一定的社会化的潜能，后天的环境和教育对潜能的开发非常重要，对一部分孩子来说普通学校的教育是最适合他们社会化的康复环境。首先普通学校生活可强制性的开放孤独症孩子的自闭空间。孩子会被动地、间断地感受学校环境的刺激，可以在一定程度上使他们走出自我沉迷，长此以往孩子对学校生活就有了一定的适应性，社会适应能力就得到一定程度的提高，日益远离孤独。其他环境的强制没有普通学校中的自然和随意，普通学校的生活虽然有一定强制性，但适度的强制性对孤独症孩子是很好的。其次，普通学校生活是孤独症学生学习社会规则的最佳途径。学校集体生活的规则鲜明，生活的规律性突出，这些对缺乏规则认识的孤独症孩子来说是很好的弥补。学校本身又是一个小社会，在这里学习接受社会、接受他人、接受集体是一个很好的途径。在学校内练就很好的规则意识和自我控制能力的孤独症孩子在校外也会表现出这方面的能力。学校的节奏让孤独症孩子学会目的性、计划性、节奏感及连贯性等，使他们执行能力加强。另外，普通学校的生活处处都是可以模仿的对象，对提高人际交往能力非常有利。人际交往要在人际中学习，学校中的老师与学生间，学生与学生间形成不同的人际关系，这是家庭和幼儿园不曾有的关系，而

下篇 孤独症谱系障碍的常用干预方法及案例解析

且这种人际关系是立体的、全方位的。虽然孤独症孩子与正常孩子间的交流可能不对等,但普通学校的生活会让他们学会借用具、回避一些危险、问问题等社会交流。单独在家上课会缺失这方面的一些社会能力的学习机会,社会能力越强的孩子的适应能力越好,这是改变孤独症最终生活质量的决定因素。一部分孤独症学生在普通学校读书,可能会有一些问题行为,但不乏单科成绩或整体成绩在班级中领先的学生。虽然目前的普通教育内容、节奏及考核标准等不适合大多数孤独症孩子,但在合适的辅助下的普通学校生活对中度以上孤独症孩子还是比较好的选择。

孤独症教育对普通学校也提出了一些挑战,处理好集体教学与孤独症的特殊辅助是一项需要社会支持和专业人士不断探索的内容。如果孤独症孩子上学还只能处处依靠家长的个人付出来艰难支撑困境,就意味着大量具有社会潜能的孤独症孩子因没有普通学校的环境而失去康复的机会。

(二)家长选择学校的原则

孩子上什么样的学校与孩子的自身能力、家长的辅助力度以及学校对家长的接收程度均密切相关,所以这三方面的因素均对孩子上什么样的学校起着关键作用。当然与孩子是否接受学前幼儿园的生活也有重要的关系,因为有幼儿园融合教育经历的孩子,其行为习惯、适应能力等都受过相应的培训,但幼儿园是一个具有弹性的、较为宽松的教育环境,幼儿园保教结合,教育教学与游戏融为一体,而小学则以高度集中化的班级教学为主,其规范性和强迫性都超过幼儿园。

家长选择学校时首先要考虑孩子的程度,至少中度社会障碍的孩子要考虑学习教育。其次要考虑家长的辅助能力,即便是程度好的孩子，如果家长没有足够的辅助能力和耐心，那么孩子进入学校后家长和孩子的生活可能都会痛苦。反之程度差点的孩子，如果辅助做得好，孩子的学校生活也会收获很多。如果普通学校和特殊学校都接受，首选普通学校，因为特殊学校主要通过改变环境来适应孩子，优点是学校环境对孤独症孩子的压力小，但这不利于孩子社会功能潜能的挖掘，同时特殊学校孩子正常行为少，不能够创造较多模仿的机会。选择什么样的普通学校，取决于学校对孩子的接受程度，选择最愿意接受孩子的学校很重要，学校的规模、品牌、知名度等对孤独症学生不具有实质意义。

（三）学校融合教育路程曲折

程度好的孤独症儿童往往可以完成9年义务教育，甚至高等教育，他们可以独立就业和独立生活。中等程度部分孩子在辅助下也基本可以完成9年义务教育，而后继续教育应该选择职业高中、各类技术学校，不选普通高中，适合他们的大学最好是高等职业教育，需要强调的是这些孩子的教育一定要有有效的辅助，这样最后可以实现辅助下社会功能自理。能力差的孩子在普通学校随班就读时就很难接受教育内容，所以他们很可能在特殊学校完成教育。

孩子能否顺利地完成普通教育，难点在于：首先是家长对孩子的期望值太高，常要求孤独症孩子的学业成绩和正常孩子一样。由于孤独症孩子虽然有一些学习潜能，但他们的很多行为问题对学习造成一定的障碍，所以要取得好成绩常常要付出很多努力和承受很多压力，这样势必剥夺了他们对社会经验的体会和学习的时间，对他们的主要问题的纠正非常不利。其次，能够在普通学校学习的孩子他们的社会交往能力同正常同龄人有差异，他们可能很想与正常同龄儿交往，但常遭到正常同龄儿的嘲笑、讽刺、歧视和故意攻击，使得孤独症孩子

下篇 孤独症谱系障碍的常用干预方法及案例解析

易产生异常情绪,而且难以调节,一旦情绪爆发,他们就会出现影响集体生活的行为,因此普通学校生活的安全和心理问题也是一个重要影响因素。另外由于认识障碍,孤独症儿童自我意识较模糊,特别是与荣辱相关的一些自我认识常常明显落后于他们的其他的能力,这是他们对很多行为规范较难自觉执行的主要原因,这种自我意识的培养对孤独症孩子的正常学校生活很重要。

孤独症孩子选择随班就读(随普通班级上课但考核学业要求等有一定的特殊性)还是正常就读(同正常孩子一样要求),可根据孩子的具体情况来定。但即便是随班就读,所给予的特殊待遇也是为了让孩子的能力进一步提高,所以一定要根据评估基础制订计划,并且通过辅助的方法使其提高,绝不能迁就这些孩子。对程度较好的孩子最好选择正常就读。切记培养孤独症孩子的社会功能是他们的首要任务,要贯穿始终,培养他们的社会经验、发展他们的社会认知、实现他们的自我认知和学会调节控制情绪非常重要,学业方面量力而行。一般情况下智商70分以上的孩子其后续完成职业教育的可能性是很大的,所以成人后会有相当不错的社会生活能力。

第六章 蒙台梭利教育

蒙台梭利是意大利的一位女医学博士，出生于 1870 年，在从事助理医师期间她接触到智力残疾的儿童，并对他们的教育康复产生了极大的兴趣，并根据她所学到的医学知识，提出了"利用双手操作发展智力"的教育理念和教育方法，以促进智障或其他特殊孩子的能力提高。她认为单纯通过观察发现孩子的潜能和能力并促使他们发挥是不完全正确的，要通过实验去验证观察的结果，并针对孩子的特性因材施教，从而激发潜能，促进新思想。她主张通过判断生理学、心理学上的种种表现来决定教育的方法。为了让孩子在身心方面都能获得均衡发展，除了注意孩子在生理上的发育外，也要从教育学的立场研究其个别差异，让他们接受语言联系，使其从事有助于感官训练与生活礼仪培养的一些基础工作。并且，在教导的过程中，编制许多适合他们的教具，供其学习。

蒙台梭利教育方法不但是以学术教育为出发点，更配合当时的社会需要，以全面教育为目标。该方法也被用于正常孩子的教育。

一、蒙台梭利的环境要求

"儿童之家"是蒙台梭利教学理念的一个缩影。这种形式没有固定的形式，但必须有几间房子，可根据情况把每间房间布置成不同的功能场所使用（如浴室、餐厅等等）。为孩子设置的房间，要符合孩子的特点，家具中要具备有门的长形橱柜，柜子要足够低，以确保孩子可将物品放在上面，这个柜子专供孩子放共有的教材。另外一个必备的家具是有两、三排小抽屉的柜子，每个抽屉附有手把，色彩鲜明，并且确保每个儿童有自己的抽屉。墙上要挂不同类别的画，可随季节及上课的内容变化，如花朵、水果、风景等，地上应方便让孩子席地而坐。"儿童之家"的设备没有明确的限制，全视儿童的需要而加减。在这里一切由儿童亲手做，如他们自己打扫、擦拭灰尘、清洁家居等，也包括一些生活中的其他功能。

二、蒙台梭利的教育内容

蒙台梭利教育主要有"动"的教育、感觉教育、语言教育等几个方面。方法上运用立体的有一定形状的拼图、方块、卡纸、小木棒和笔等工具，以便形象地训练孩子的感觉能力及计算智力能力等，要遵从感觉上升到概念的顺序。通过榜样作用培养孩子们积极的学习热情。与饮食相关的训练既要适合孩子的体质又要严格定时。

"动"的教育是在孩子有各种协调动作基础上进行的，如果没有适当的教育这些动作会无章法，在成人看来便是"不听话"。通常大人对待这些"不听话行为"常常说"不许××"的话语，然而这些话对孩子的行为并没有什么帮助，而且在一定年龄段杂乱无章的动作是孩子们发育过程中的表现，所以随意的下达指令是无效的。大人绝不可以为了减少孩子的乱动行为而让孩子静止下来，而是要有一定规律地下达有效的指令，给孩子们的行为注入规则和程序，让孩子们的动作行为有效，让他们做真正有效和想做的动作。孩子有了方向和明确的目的，便容易安静下来有计划地完成有序的动作。这种"动"的教育才是有意义的。"动"的教育和日常生活的主要活动如照顾自己、做家事、园艺、手工、体操及韵律动作等有关。

感觉教育包括眼睛辨别能力的训练、手部触觉训练、精细动作训练、色彩感受训练、几何图形辨认训练、平面图形名称学习、立体敏锐感训练、听觉训练、音乐的训练等内容，以及在此基础之上的书写、读谱及算数等能力培养的内容。感觉训练内容一般按识别相同物、不同物、相似物的顺序进行，每种感觉训练均有相应的教学器材，可购买也可自行制作。

语言教育是以感觉教育为基础的，这源于语言的前提是感觉世界，同时起始的发音训练也是与感觉训练相伴随的。语言词汇的训练遵循从具体实物向抽象词语的过渡。具有一定词汇后，要训练孩子观察判断事物和以自己为中心建立顺序的能力，这样才可以逐渐形成正常的对话。有了顺序以后开始注重语言的准确性，按照这样的顺序进行语言训练所获知的语言能力才可能持续和稳步提高，否则易造成"背诵语言"。

三、蒙台梭利教育中自由的原则

在孩子的学习过程中，教授者要注意介入的时机，要尊重孩子的人格，让孩子在精神上有一定的自由，这样孩子对学习才有足够的热情。当出现问题时要尊重孩子，要以一种尊重、镇定和等待的态度来看待孩子的不好行为。教授者要礼貌的对待孩子，要学会静观等待，并时刻准备着与孩子一起分享成功的喜悦。就像我们成人做事时不愿被打扰一样，孩子也是这样，在孩子们需要时我们知道如何帮助他们便可。强迫孩子、压抑孩子以及粗鲁的态度对待孩子都是不可取的方式。学会间接干预、等待成长是一个非常重要的发展法则，要借助孩子内在的力量，达到他们自我学习的目的。孩子的人格特质与他们本能直觉有重要关系，只有尊重孩子，他们才有自信、自立和热情等特质的出现。一个孩子的塑造过程就是自我的实现的过程，所以从开始就要尊重孩子的自由，促使他们有自我塑造的机会和能力。给予自由前提下的诱导行为，可减少孩子与叛逆行为的出现，这有利于孩子良好道德的建立。

下篇 孤独症谱系障碍的常用干预方法及案例解析

第七章 波特奇教育

波特奇早期教育方法（Poztage guide to eazly education，PGEE）又称波特奇计划。1969年，由美国残障教育局主持开发的一套适用于0~6岁的儿童早期教育的教材，1972年问世。1976年经修订公开发行后向世界40多个国家推广。1988年由苗淑新教授引入我国，经试用取得一定效果。

一、波特奇早期教育方法

PGEE是美国威斯康星州波特奇城的儿科工作者，把儿童早期发育过程中出现的6个领域共556项行为表现，确定为能代表儿童各个年龄阶段发育状态的目标行为，这些目标行为既可以作为评价儿童发育是否正常的标准，又可以成为对儿童进行教育训练的项目。也就是说，PGEE找到了一条符合儿童正常发育特点和规律的轨道，特殊儿童在这条轨道的干预下，其发育状态可能控制偏离而趋于正常。PGEE的内容包括6个领域：婴儿刺激，社会行为，语言自理，生活自理，认知及运动。这6个领域不是相互孤立的，而是互有重合渗透或相互衔接的。人为划分这6个领域的目的是便于准确研究、观察、评估和干预某一行为目标或各类行为的表现和技能。每个领域由若干项可反映各个年龄阶段发育状态的代表性行为组成，称为行为目标。每项行为目标有相对的独立性，但彼此之间又能相互融合，前者可以是后者的基础，后者又可以是前者的延续。在制订干预指导计划时，应遵守

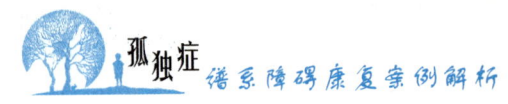

这个顺序，但具体到每个儿童的发育顺序，可能出现某种前后的差异亦属正常。

PGEE可用于各种原因引起的发育迟缓儿童的早期干预的康复方法。婴儿刺激由45项行为目标组成。通过这些积极而有意义的强化刺激，引发婴儿的各种反射，促进其神经系统、感知觉以及运动功能的发展。社会行为领域是指通过模仿、参加集体活动和在与他人交往的过程中，学会与他人共同生活，进行交流时的适当行为和技能，由83项行为目标组成。语言领域培养儿童对语言的理解和表达能力，由85项行为目标组成。生活自理领域包括独立生活的各种技能的学习，由101项行为目标组成。认知领域是指对事物观察、理解，分析比较及记忆思维等方面的能力培养，由106项行为目标组成。运动领域是指儿童粗大动作和精细动作的发展和协调能力，由136项行为目标组成。这6个领域全面涵盖了儿童各个年龄阶段综合技能的发展状态。

波特奇早期教育方法的结构由3部分构成：①行为核对表。每位儿童各持1册，伴随儿童干预康复的全过程，可用数年或更长时间。此表格既用于评估和确定儿童的起始状态，又是制订干预训练计划的依据，同时也是评价康复效果和训练过程的记录。②指导卡。这是一本实施早期干预训练的操作手册，详细地介绍了6个领域556项行为目标的内容、要求和操作方法。③使用手册。该手册从总体上介绍了PGEE的研发过程、原理、内容及结构。介绍和解释核对表和指导卡的使用方法，以及如何制订干预训练计划和评价干预效果。

波特奇早期教育方法经过近30年的实践应用和理论研究，证明了它是特殊儿童早期干预的积极有效的康复方法。PGEE反映了儿童生长发育和全面技能发展的规律特点和顺序。PGEE的显著特点是可以适用于任何儿童的早期发育阶段。PGEE适用于智龄为0~6岁的儿童，故对特殊儿童，只要他的智龄在0~6岁都适用。无论其生理年龄如何，哪怕已是成人，仍可以PGEE作为康复训练的指导依据，制订和实施康复训练计划。对某个单项领域，如孤独症儿童的语言领域或

下篇　孤独症谱系障碍的常用干预方法及案例解析

脑瘫儿童的运动领域发展落后的儿童，也可仅用语言或运动领域中的行为目标作为训练的指导依据。PGEE 的干预过程完全是无损伤性的，无须使用药物或手术等医疗手段，因此它是安全的。PGEE 之所以适合于在特殊学校和家庭中实施，是因为没有很复杂的设备条件和专业技术的要求。这是它得以推广的优势所在。PGEE 有严谨的计划性、程序性和可操作性，它为对特殊儿童干预什么和怎样干预，提供了具体明确的内容和方法。PGEE 的干预效果除 IQ 的提高外，还可提高全面而综合的技能发展，这为儿童回归主流创造了条件。专业人员指导和家长的参与相结合，康复和教育相结合，学校和家庭相结合的干预模式为家庭和儿童所乐于接受。PGEE 的实施过程，应用了大量的儿童心理学、教育学和行为矫正的基本原理、方法和技巧。PGEE 十分强调儿童在康复过程中的专心、模仿和服从，这是取得预期效果的必要条件。有的特殊儿童或某些行为目标往往要历经长期、反复的训练过程才能出现效果。

二、行为核对表介绍

每位儿童各持 1 册，伴随儿童干预康复的全过程，可用数年或更长时间。此表格既用于评估和确定儿童的起始状态，又是制订干预训练计划的依据，同时也是评价康复效果和训练过程的记录（表 7-1）。

表 7-1　行为核对表举例

年龄	指导卡编号	行为目标	最初评价	完成目标年月日	生理年龄	备注
	1	追视在眼前移动的人				
	2	对大人的注意报以微笑				
	3	对大人的注意报以回声				
	4	一边看着自己的小手，一边对之微笑和发声				
	5	和家人在一起时，又微笑又发声				

续表

年龄	指导卡编号	行为目标	最初评价	完成目标年月日	生理年龄	备注
	6	对母亲和别人表情报以微笑				
	7	对镜子里自己的影像微笑和发声				
	8	轻轻拍拍或拉拉大人的头发、鼻子、眼睛等				
	9	伸手拿东西				
	10	向熟人伸手				
	11	伸手轻轻拍拍镜子里自己的影子或其他孩子				
	12	拿住物体，并至少玩弄1分钟				
	13	拿一件会发声的玩具，要出声来				
	14	能独自玩耍10分钟				
	15	当孩子被照顾时，他能注视大人2~3分钟				

三、指导卡介绍

这是一本实施早期干预训练的操作手册，详细地介绍了6个领域556项行为目标的内容、要求和操作方法。

指导卡举例

社会行为7：

年龄：0~1岁

方法：对自己镜子里的影像微笑和发声

具体步骤：

1. 把孩子抱到镜子前，让他看自己镜子里的影像，对他说："哎，小明，看看喽！"

2. 给孩子一面摔不破的镜子。

3. 如果孩子不对影像微笑，父母或哥哥姐姐抱着他一起照照镜子。用手指一指镜中人及孩子，或者给孩子带上色彩鲜艳的帽子等，以引起孩子的注意。

4. 当孩子看镜子时大人用手电筒一闪一闪地照镜子，并对着镜子笑并说："噢，看亮亮的！"

5. 晚上把孩子抱到窗前、玻璃门或未开的电视机前，轻轻地敲敲玻璃，让孩子看看他自己在玻璃上的影像，并说："看看小乖乖。"

四、使用手册介绍

使用手册分为发展领域说明、使用指导及课程目标设计三部分内容。例如发展领域中社会行为的叙述如下：指出社会行为是指在与他人共同生活和相互交往中，采取适当行为的技能。学龄前的社会行为是指与父母、兄弟姐妹、小朋友做游戏或进行其他活动时的具体表现。这种能力的发展，将影响孩子对其他领域技能的获得和对环境的适应能力。孩子的基本社会技能，都是通过模仿、参加集体活动和与他人交往学来的。例如，婴儿很快会发现父母的微笑和关心是对自己行为的奖励和赞许，并学会用哭闹来引起母亲的关怀。稍后，就会模仿母亲的微笑和发声，并感到作为家庭中的一员，和大家在一起是愉快的。如果家人注意了婴儿发出的声音，并对其做出反应，就能强化他要表现的那种行为，于是婴儿就会更频繁地发出声音。当孩子获得了社会性的技能，他就会发现自己有改变环境的能力。这种社会性技能是通过适当的社会交往获得的。虽然很多社会技能，如微笑、听从指示、协调合作等等，在大多数文化背景和价值体系中是一致的，但并不是说全都如此。对某些家庭的孩子来说，并不能都适用这些技能。例如，某些家庭就餐时，家人一般完全不进行交谈，那么你若是教这样家庭的孩子在就餐时所用的会话，就完全没有实用价值了。因为你不能为了指导孩子的行为而改变那个家庭的特定的价值观。同样，学龄前儿童学习的许多社会技能，也可以用来指导有重度残疾的成年人，当然像挥手说"拜拜"、玩"藏猫猫"之类的行为，对成年人来说就没有什么意义了。

使用指导中指出的行为核对表，可以对发育状况进行评定它既可以同标准化发育等级结合起来使用，进行正规的评定，也可以单独使用。如果最初进行的是标准化测查，那么就可以根据测查的结果来核对行为核对表上的项目。如果未完全实施标准化测查，指导者应当让孩子表演一下，看看有没有表上所列的那些能力，或者询问孩子的父母和熟悉孩子情况的其他人，他们是否看到孩子有过那些行为，以便据此评定孩子是否具有表上所列的能力。如果已经用标准化测查进行了正规评定，那么所获得的资料就可以加以利用，核对行为核对表时可以从标准化的年龄略低的年龄段开始核对。如果孩子没有做过标准化测查，不管哪个领域都从低于孩子生理年龄1岁的水平项目开始评定。这是发育正常的孩子的一般标准。但如果认为孩子在某一领域有发育迟缓现象，则应从低于生理年龄2岁的水平项目开始评定。开始评定时，孩子应至少完成开头的10~15个项目，或倒退到孩子目前能够完成的项目。这是为了确定没有漏掉孩子达不到的项目，这样做对孩子来说是很重要的。项目如果通过，就在"最初评价"栏中画上一个"O"。"O"表示孩子能在指示下始终正确无误的完成相应的行为，用"X"来表示在辅助下能完成的项目，"完成目标年月日"一栏，用来记录初评虽未通过，但学习后获得通过的日期。这时，把生理年龄写在此栏目中，以供日后参考。因为所有的技能都是按照顺序发展的，较低层次的技能是较高层次技能的基础，所以首先要求先教会孩子能力不及的部分。行为核对表中的第一栏是年龄段，间隔为12个月，是指健全儿童在此期间内能学会的行为。第二栏是各项技能的编号，此编号与指导卡的编号相同。第三栏是行为目标，要求孩子能通过这一栏里所列的各个项目。例如，行为核对表认知领域第29、30和

31等项目,可以给孩子必需的材料,并观察他完成技能的情况。应该特别指出的是,孩子必须在没有人帮助的情况下,就能够按照要求很容易的完成这几个项目,才能算通过。评定要一直逐项进行到孩子不能通过为止。连续有10~15项不能通过,则该领域就不能再评定下去了。婴儿刺激领域只在指导小婴儿和重度残疾儿才使用。教师可以选择一些未通过的项目来教孩子,因为行为是按照发育顺序排列的,所以教师可以从最先未通过的项目开始教学,也可以从未通过的前四五个项目中,任意选一个进行研究。教师应该根据哪个项目接近完成,哪个项目对孩子的实用价值最大,哪个项目是学习其他技能的必要条件等等,来决定教学方案。行为核对表上的"指导卡编号"与指导卡的编号相同。指导卡的右上角印有各发展领域的名称和编号,在左上角印有年龄和行为目标。为了教学,每张卡上都提供了几项教学建议。不仅仅是简单地使用这些指导卡,而要根据每个孩子的不同需要,把它们作为修改教案时的参考。很多指导卡,根据课题分析,为下一个目标提供了建议。指导者,应把指导卡上所写的全部活动建议看过后,从中挑选出自己认为最有效的活动来指导孩子。要根据孩子的知识状况来确定选择哪些活动。这些活动,必须考虑到孩子目前的发展状况,并有利于促进孩子的学习。

  课程目标的设计指出行为目标是指导者要教给孩子的行为,并证明孩子能够获得某一项技能,即经过一段特定期的指导,孩子学会一项比现在做得好的技能。把课题目标以行为目标的形式加以记述,这样指导教师就可以明确指出哪些行为是孩子必须做的和怎样做。行为目标由4个要素组成:什么人?在什么条件下?成功的比率是多少?将要做什么?必须有这4个方面的纪录。行为核对表中所叙述的各个行为项目,并不是完整的行为目标,只是完成课题时的条件和基准。指导者在实际指导这个项目时,必须根据孩子的能力、相应的条件和标准来确定课题,并随着孩子的进步而修订计划。他们要教的孩子的行为目标,与指导卡上的行为目标不一定完全一致,可以分步骤完成。

第八章　双溪个体化教育

双溪个别化教育课程是台北市双溪启智文教基金会于 1983 年到 1986 年开发的一套以儿童发展为导向的启智教育课程和评量表，适用于 3~15 岁的重、中度智障儿童、少年。该方法参考儿童身心发展的里程碑作为课程内容选择的依据，评量中考虑到从社会需求的标准来评量孩子所发展出的能力，可帮助训练者在选择孩子的个别化教学目标时，有实用性的考量。所以这套课程既有发展性和功能性的作用，也具备评量与教学合一的特色。就发展性作用而言，本课程依据儿童发展的阶段由易而难编辑，符合学龄前及低年级迟缓孩子的身心发展需求，并且可适合不同地区、不同文化背景的使用者。以功能性而言，不同地区的训练者可以根据本地的生活特色，评量学生的适应需求，引导孩子发展出具有功能性的能力。评量表的设计以课程大纲为基础，教什么就评什么，并分析学习结果所代表的意义，有助于决定下一步的教学计划。

一、双溪个别化教育课程简介

双溪个别化教育的课程分为感官知觉、粗大运动、精细动作、生活自理、沟通、认知、社会技能七大领域。每个领域之下分"技能"（以 2 个码为表示），每个技能之下分"终点目标"（以 3 个码为代表），如续写长期目标再加以具体化或小步骤化目标则形成"教学目标"（以 4 个码为代表），构成一个脉络分明的发展图。

课程设计的依据为评量表得出的评量记录教学活动卡。评量表将每项发展"技能"的"终点目标",以适应的需要分为四个评量标准:0——无法适应环境的需要;1——需要特别协助才能适应环境的需要;2——重点协助便能达到适应环境的需要;3——具有达到适应环境需要的能力。评量记录包括各"领域"的评量结果综合发展侧面图、各"技能"的综合发展侧面图、七个领域各终点目标综合发展侧面图以及课程评量结果分析表。教学卡对每个教学目标提供数个建议活动,提示若干可达到此目标的活动。评量表可在教学前实施,每半年评量一次,要有连续性、累积性和比较行的效果。

二、评量表举例

评量表举例见表 8-1,8-2。

表 8-1 感官知觉能力评量表

1 感官知觉
1.1 视觉运用
1.1.1 视觉敏感度
0 盲或无视觉注意力
1 只能看到眼前约 30 厘米远的小物体
2 只能看到眼前 30～60 厘米远的小物体
3 能看到眼前约 1 米的小物体
1.1.2 视觉追视能力
0 盲或视觉注意力短暂
1 能注视物体 5 秒钟以上
2 能追视视野内一个方向移动的物体
3 能追视视野内任何方向移动的物体
1.1.3 视觉辨别能力
0 盲或无法表现其辨别能力
1 只能辨别少数特定物品
2 能以视觉辨别不同物品
3 能以视觉辨别不同形状的颜色

续表

1.1.4 眼手协调能力

　0 盲或不看目标，无法对着目标工作

　1 能尝试对准目标工作，但准确度及敏感度稍差，如尝试套杯但套不中

　2 能对准目标工作，但准确度及敏感度稍差，如套杯偶可成功

　3 能对准目标敏捷的操作，如套杯常成功

1.1.5 形象背景区分能力

　0 盲或无法表现形象背景的区分能力

　1 能在一堆物品中找出指定物品

　2 能在简单的背景中找出制订图形

　3 能在复杂的背景中找出制订图形

1.1.6 视觉记忆能力

　0 盲或无法表现出对刚才看到物品的记忆能力

　1 对少数特殊物品能表现出记忆能力

　2 能指出刚才看到的物品

　3 能看出前一个活动看到的三种以上物品

1.1.7 空间位置的知觉能力

　0 盲或无法表现出对空间位置的能力

　1 能分辨一至两种立体物质空间关系

　2 能分辨一至两种平面物质空间关系

　3 能分辨各种空间位置关系

1.1.8 视动统合能力

　0 盲或仅能涂鸦

　1 能仿画线段

　2 能仿画简单图形

　3 能仿写文字

　　评量表中每个 3 个码的终点目标，依所叙述的 4 个标准，选择一个符合学生能力现况。

表8-2 感官知觉能力评量记录侧面图

等级	说明	视觉敏锐	视觉追视	视觉辨别	眼手协调	形象背景的区分	视觉记忆	空间关系	视觉统合	听觉敏锐	听觉辨别	听觉记忆	听觉顺序	触觉敏锐	触觉辨别	触觉记忆	味觉敏锐	味觉辨别	味觉记忆	嗅觉敏锐	嗅觉辨别	嗅觉记忆
3	已发展出适应环境的能力																					
2	已发展较多能力，只需要重点协助便能适应																					
1	仅发展些微能力，需要特别协助才能适应环境																					
0	尚未开始发展，无法适应环境的需要																					
	分类	视觉的运用								听觉运用				触觉运用			味觉运用			嗅觉运用		

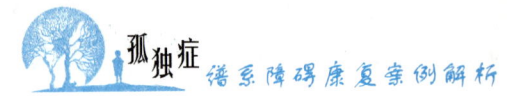

侧面图每个终点目标前的方框代表评量的分数结果。

三、制订个别化教学计划

评量结果可作为个别化教育计划教学目标的主要依据，并依照孩子的个别程度，以合乎行为目标的原则来撰写，而非一字不漏地抄取本课程中的教学目标（表8-3）。

表8-3　感官知觉

代号	教学目标	检核
1	感官知觉	
1.1	视觉运用	
1.1.1	学生能对视觉刺激有可观测的行为反应	
1.1.1.1	当一光线突然出现在学生面前，学生会眨眼或有惊吓反应	
1.1.1.2	当一物体快速接近学生面前时，学生会眨眼	
1.1.1.3	当熟悉的任务出现在学生面前时，学生会注视之	
1.1.1.4	当一物体出现在学生面前时，学生会注视之	
1.1.1.5	学生会注视自己的手	
1.1.1.6	当一物体出现在学生面前，学生会企图伸手去抓	
1.1.1.7	学生会注视自己的手	
1.1.1.8	在学生视野内置一物体，学生会企图向它移近	
1.1.1.9	置一间接光源，学生会企图向它移近	
1.1.2	学生能在其视觉敏锐度内追视一移动物体	
1.1.2.1	学生能用眼睛注视其周围移动的物体	
1.1.2.2	学生能追视在视野内水平移动的中线的亮光	

续表

代号	教学目标	检核		
1.1.2.3	学生能用小于90°的角度来追视眼前30厘米处水平摇摆的物体			
1.1.2.4	学生能以横过180°的角度,来追视在眼前30厘米处的物体			
1.1.2.5	学生能追视在桌上从一边滚到另一边的物体			
1.1.2.6	学生能追视在视野内垂直移动的光亮			
1.1.2.7	学生能以最少90°的角度追视在视线内垂直移动的物体			
1.1.2.8	学生能以最少90°的角度追视在视线内对角方向移动的物体			
1.1.2.9	学生能追视在视线内圆形移动的物体			
1.1.2.10	学生能集中眼睛一直看着周围移动的物体			
1.1.2.11	学生能集中眼光看着以任何速度逐渐向他移动的物体			

第九章 游戏疗法

游戏治疗源于特殊教育中对于儿童问题行为进行干预的需要。传统临床心理治疗需要来访者在治疗过程中主要通过言语进行沟通，由于特殊儿童言语发展水平有限，将情感及事件用言语描述清楚对他们来说有一定的困难，而这些是传统心理治疗所必需的。因此，传统的临床心理治疗对于特殊儿童的实施效果会有一定的局限性。而特殊儿童对他们所生活的这个世界的体验水平比他们的言语发展水平要高，所以游戏中的具体操作可以很好地表达他们的情感、事件和想法。游戏本身也是很好的社会交流的环境，它超越了一对一的治疗模式。

虽然游戏治疗主体是游戏室以及象征性玩具的选择，但游戏治疗并非是仅仅是游戏室里使用玩具作为沟通手段的简单方式，而是包括诸如绘画、音乐、舞蹈、喜剧、运动、诗歌及讲故事等其他多种表现形式。

游戏治疗主要是通过游戏完成治疗。表面上看，游戏治疗的过程可以很简单，但深刻领会游戏治疗的精髓并不容易，要达到提供给儿童技能和经验的目的也非易事。

一、玩具的选择

首先要根据孩子的年龄和程度来选择玩具的种类，玩具越普通越好，不要机械玩具和电脑玩具。要注意玩具的清洁，如毛绒玩具要注意清洗。玩具也不宜产生噪音。

玩具枪是否应该作为游戏材料也是有争议的。一种观点认为，如果儿童不被允许玩玩具枪,那么以后他们也不会轻易动用枪支来解决问题。另一种观点认为,如果儿童没有机会玩玩具枪,便会自己制造出类似的玩具。所以游戏中是否包括玩具枪是个人的选择,关键要看对儿童是否有意义。对于蛇、蜘蛛及臭虫等已让人恐惧的物品是否出现在玩具中也是要根据具体对象和目的来决定。总之,玩具要具有以下特点:①帮助孩子表达各种思想感情。②帮助孩子发挥个人创造性。③让孩子产生兴趣。④让孩子促进表达和挖掘能力。⑤能够实现非言语沟通。⑥实施上不受固定的规则或传统的限制。⑦可以使用不具有特定含义的游戏材料。⑧能够以各种形式不间断的使用。

二、游戏室的布置

多数情况下整个建筑的设计方案中很难留出游戏室,所以选择有条件的合适房间作为游戏室是较合理的方法或根据办公室的合理空间设计游戏空间。游戏室设计室要有一定的私密性,减少干扰。电源位置要安全,家具要放稳定、不要有尖角及突起的钉子等易损伤孩子的地方,窗子要有安全防护,消防设施要合格。墙壁和地板要有利于清洁,摆放玩具或其他物品的地方要在适合孩子的高度,且有充足的光线。游戏室物品要分类摆放,位置要相对固定。

三、游戏中的交流

孤独症孩子的游戏主要是为了训练交流能力,游戏中不仅有言语,也有肢体表现形式,此外,游戏中的行为本身就是一种语言。游戏中与孩子对话时目光要平视,起初要通过夸奖赞许的语言让孩子喜欢,并通过一些方式尽量让孩子明白游戏的规定。

游戏中会出现阐明、分析解释及鼓励支持性的言语及非言语反馈。其中阐明性的反馈是说明某个事物或行为,与孩子的表现和人格无关,如描述孩子画的某幅画的颜色现象等。分析解释性反馈会给某些事物或行为赋予意义(如孩子所做的某个行为可能的含义是什么),

从中可以发现孩子的喜好及情感表现，也可能改变与孩子的距离。鼓励和支持性的反馈会增强孩子的游戏兴趣（如对行为的夸赞）。鼓励时尽量不要带有判断和评价性的话语，这种反馈不能无限制，要在孩子表现出积极的情绪或完成以前无法完成的任务和动作之后给予鼓励，可以用"你高兴的时候真漂亮"这样的正向言语。

1. 游戏中的限制反馈

限制可以让孩子在游戏中有安全感。游戏中相对固定的场地、规则、玩具及同伴等有助于孩子的理解，也有助于将游戏中的能力泛化到现实生活中。孩子很难理解过多的规则，所以游戏规则要简单。一旦某些行为被允许了，在剩余的游戏中也要被允许，做到游戏过程的一致性。游戏中孩子的某些行为如果有危险或明显的影响公共环境，要随时设定一些限制，限制时尽量让孩子感觉限制是因为影响到他人的利益了。

2. 游戏中违反了规则的情况

首先明确提出规则时语气和行为柔和，有利于规则的执行。游戏中孩子违反了规则，老师坚定的语气和坚持的态度有助于问题的纠正。如果违反规则与某种环境或玩具有关，应更换这些因素。如果孩子出现难以平息的哭闹表现，要尽量不理他们，让他们自行息怒。

3. 游戏中的控制

游戏中老师要通过一些方法尽可能控制孩子在游戏中的表现，以便成功地执行游戏规则，完成游戏。

当孩子自己做某些事而要依赖于成人或老师时，成人或老师要通过一些简单语言和行为表示让孩子自己完成，如把孩子放到老师的手里让老师帮忙打开的物品放在地上。如果有些行为是需要老师帮助也要等到孩子主动提出要求时再帮助他们。

游戏中有时老师和孩子会产生僵持，老师尽量不要表现出不恰当的情绪，可以重申规则。其他老师或成人尽量不要进入游戏区域帮助老师控制孩子，如有必要其他老师帮忙，要先联系并安排好，再进入角色。如果孩子哭了就让他哭，但尽量不要让他离开游戏室或提前结束游戏。如果孩子想毁坏东西，可以抓住他的手，任其继续发脾气。如果孩子乱踢,可以按住他们的手并将其他物体挡在身前防止自己被踢到。

四、游戏前的能力准备

社交参与、语言、和社交模仿是游戏治疗的前期准备内容。孩子通过目光接触、身体语言、手势或说话来参与到别人的活动中去。孤独症儿童与别人接触时存在上述方面的困难,所以要帮助孩子提高与人的互动能力,当他们关注其他人时,他才能够向别人学习,因此,塑造孤独症孩子的社交参与能力是一项基础工作。语言包括我们所使用的字词、手势、符号、身体姿势和面部表情。许多孤独症孩子的语言通常用于提出请求,他们在语言运用的其他方面存在困难,并且经常无法理解别人的语言。孤独症孩子很少模仿他人,而模仿能力却非常重要,可通过社交模仿学习新技能,并传达对其他孩子的兴趣。游戏中的互动很多都需要模仿来维持。

五、游戏的注意事项

1. 跟随孩子的引导

尽量让孩子选择玩具或活动。孩子选择玩具不同于成人选择了一项孩子喜欢的游戏。然而孩子选择玩具,能够确保孩子参与并被激发,孩子的参与度越高,动机越强,他所学到也就越多。跟随孩子的引导,同时也给他一个机会发起与老师的互动。并能够发现没有老师的帮助他是如何进行沟通的。

2. 让孩子选择活动

一旦孩子选择一件玩具,等着看他怎么玩。通过等待,让孩子获得发起游戏并引导游戏的权利。让孩子来指挥所有的活动是非常困难的,特别是在孩子快速变换活动时尤为如此。许多父母试图教导孩子如何进行游戏,或者当孩子对游戏失去兴趣时要求他们继续玩,如果是这样,家长要确保检测到孩子的关注点。比如孩子正在玩一个玩具时突然发现了一个新玩具,并捡起,父母或治疗师就要跟随其玩新的玩具，然而随着时间的推移，我们要逐渐增加孩子停留在任何一个活动中的时长。

3. 与孩子面对面

父母或治疗师要把自己置于孩子的视线内，这样孩子就有与他们目光接触的机会，也能轻易地看到他们在做什么，他们就更容易成为孩子游戏中的一部分。如果他们在孩子后面这些都很困难。

4. 加入孩子的游戏

在游戏中帮助孩子，让父母或治疗师成为游戏中的一个必要部分，当孩子正在建造一座城堡时，把石块递给他或把石块放在城堡上。如果孩子正在玩开车，把一个玩具人放在车里，这时如果孩子抗拒，这也是一种沟通方式。有些孩子虽然非常难以参与，但是他们对身体或感官游戏反应非常好，所以如果孩子喜欢爬，就引导他玩打闹游戏；如果孩子喜欢旋转，就把他放到转椅上；如果喜欢摸纹路，让他感觉干燥的豆和大米；如果他喜欢盯着灯看，就和他一起玩手电筒。为了给孩子提供积极的感官体验，同时你可以让自己成为体验中的一部分。当然孩子是引导者，避免对孩子的游戏进行指引或试图教他如何"正确"游戏。

5. 对游戏评论时，不要提问或发出命令

在对孩子和治疗师自己所做的事情进行评论时，不要向孩子提问或发出指令，这些做法会偏离孩子的引导。尽管有时孩子可以有所回答，但这并非自发沟通，我们的目标是增强孩子的自发沟通。

6. 等待孩子参与或与你沟通

一旦跟随孩子的选择进行了面对面的活动，就要有足够的耐心等待，注意孩子可能参与或与你沟通的任何迹象。注意孩子是否以任何方式接受你加入游戏？他是如何接受你的？他是否注视你，或通过手势、声音或者离开游戏要求你给予帮助，上面任何一种方式都可以成为孩子自发的沟通方式。父母要克制自己，不要对孩子的要求进行干涉，如对他提问或告诉他怎么办，并且不要选择活动，无论如何，等待给予你孩子发起参与的机会，等待同时也保证了活动由孩子选择，这样可以增加孩子的动机和关注。

7. 保持敏感，但要坚持

对孩子的挫败保持敏感，但要坚持与孩子互动，面对孩子的抗拒，不要退缩。如果孩子表达挫败感，表明他仍然在与父母或治疗师互动。认同他的感受，但是不要停止互动，可以尝试换一种方式加入他的游戏。

8. 控制情景

跟随孩子的引导，直至他违反父母或治疗师对他的行为所指定的规则，规则和结果要一致，请记住父母或治疗师是控制情景的人，因此父母或治疗师要决定哪些行为是可以被接受的。不要允许那些可能会破坏财物或伤害孩子及其他人的行为。如果孩子做出一个不被接受的行为，让他明白这种行为是不好的，并且把引发问题的玩具或物体移开。

六、游戏的基本种类

1. 玩具游戏

需要把孩子的玩具准备好，有可能的时候，尽量选择那些能够让父母轻易成为孩子游戏中的一个部分的玩具，比如乐器、软胶球以及汽车等。玩具也应有创造性，比如用家里的炊具、银器、扫帚、簸箕、刷子及洗衣篮等都可以作为玩具。如果孩子选用一种不同寻常的方式玩玩具或其他东西，不要灰心。

2. 大动作游戏

如果孩子喜欢大动作游戏，父母或治疗师跟随孩子的引导进行追逐和挠痒的活动，或者玩蹦床、降落伞、秋千、轮滑及其他游戏。如果想要选择便宜的活动，则可以考虑在床上或沙发上蹦跳，或者躲在毯子下面。通过一些方式确保父母或治疗师能够参与孩子的这些活动。如当孩子在秋千上时，站在孩子的前面并推他几次，然后等着看他是否表示想要他们再推他。

3. 感官游戏

如果孩子对玩具进行感官探索，跟随他的引导进行这些活动。例如：如果孩子享受流水，可以和他一起玩水、溅水花，玩水伞洒水等。如果孩子喜欢让沙子或其他东西穿过手指，可以用杯子把沙子倒在他手上或当沙子穿过他的手指时用另一个杯子接住沙子。如果孩子正在开关灯，加入其中并轮流开关灯，一定要让父母或治疗师加入到游戏中。游戏阶段发育见表 9-1。

表 9-1 游戏阶段发育

游戏阶段	说　明
探索型游戏	孩子主要通过接触、喃喃自语、视觉检查、嗅、重击、投掷、往下扔的方式来探索玩具
组合性游戏	孩子开始组合玩具，比如：把一个物体套入另一个物体，把物品放到箱子里，把玩具排成一行、堆成一堆或用某种方式排列
因果性游戏	孩子使用因果玩具，比如枪击玩具和音乐玩具
功能性游戏	孩子正在适当使用最普通的玩具，比如汽车、把人装进汽车，以及抛球或接球
指向自己的假装游戏	孩子从事一些指向自己的假装游戏。例如假装吃饭、假装睡觉，以及假装用玩具电话讲话
指向他人的假装游戏	孩子从事一些指向其他人、玩偶或其他玩具的假装游戏，比如假装问父母或玩偶吃饭、为玩偶穿衣服、或者把玩偶放到床上
象征性游戏	孩子开始假装用一个东西代表另一个、赋予一个对象他所不具备的特征，并且让对象变的充满活力。例如可以假设一块石头是一辆汽车或是一幢大楼。可以假装玩具食物吃起来很美味。可以让一个小雕像走路或让一个玩偶拿杯子，可以表现打开一个想象中的大门
复杂的假装游戏	孩子把几个假装角色联系在一起并通过玩具讲述和开展故事。例如，孩子把几个玩偶放在玩具车里并开车去商店
想象的角色游戏	孩子在游戏中扮演一个想象的角色，比如假装医生、消防员等
社交性角色游戏	孩子能够讲述一个展开的故事并在其中扮演一个想象角色，并且故事中至少还有另外一个人。例如孩子假装是老师，他的妹妹假装是学生

七、案例解析

案例导读 19

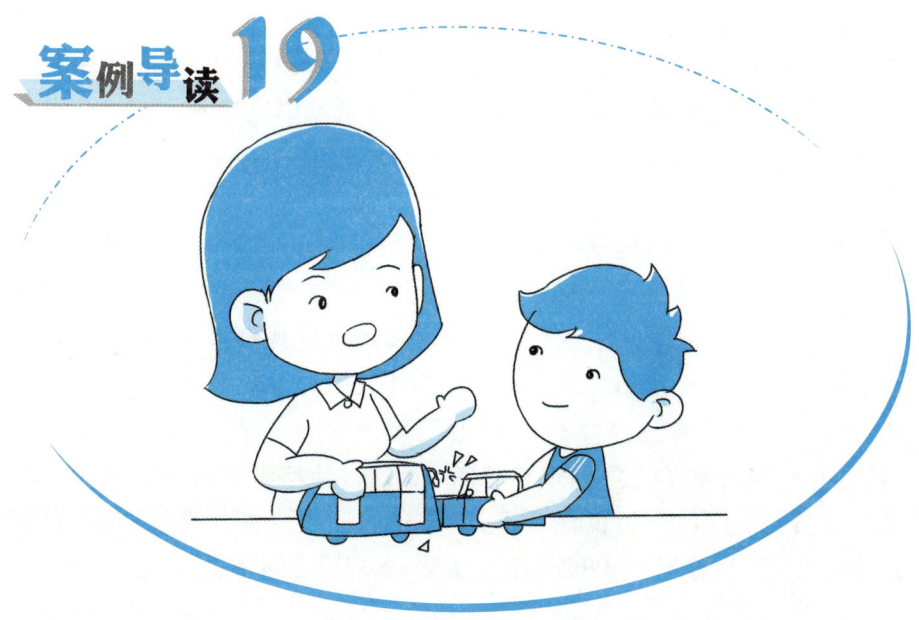

概述与评估

冬冬,男,3岁4个月,偶有主动语言,目光对视少,肢体语言少,独自玩耍,有生理需求时以拉家长的手的方式表示,喜欢各种小汽车,长时间地把小汽车在地上或桌子上来回滚动。

人际交往阶段目标

以参与他引导的游戏的方式让孩子注意或有反应,或加长玩游戏的时间。

过　程

父母或治疗师看到冬冬在桌子上玩小汽车,就拿起另一个小汽车和孩子面对面同样地把小汽车放在桌上滚动,偶尔让两个小汽车碰撞一下,坚持这样观察孩子的表现。看到当两个小汽车碰撞时冬冬微笑了一下,提示冬冬注意到游戏参与者了,再轻轻碰一下,若干次后冬冬会把他的车放在治疗师或父母车的上面,治疗师或父母在把自己的车放在冬冬的车的上面,每次碰撞时治疗师都可以发"碰"的音,目的是让冬冬通过体验明白"碰"是什么意思。就这样在整个游戏的过程中让孩子选择,父母或治疗师模仿参与,激励冬冬的游戏动机,伺机变换参与方式来引起孩子对其他参与者的注意,并让游戏时间延长。

解析

这种游戏可以增强孩子的参与性、动机和发起游戏的兴趣。游戏前要了解孩子的喜好——喜欢玩汽车。游戏是孩子主动玩的,参与的人通过模仿孩子的过程去伺机和孩子互动,然后观察孩子的表现,发现孩子喜欢就多变化互动方式,目的是诱导孩子的参与意识和互动动机,并对他人的参与有注意。有时会出现孩子对参与者的表现反抗或不满,这时也说明孩子注意到了并且有了反应,参与者的退出游戏也是对孩子注意和反应的一种良性反馈,当孩子表示不满和反抗时,治疗师同时要说"不",这样有利于孩子通过体验明白"不"的意思。

案例导读 20

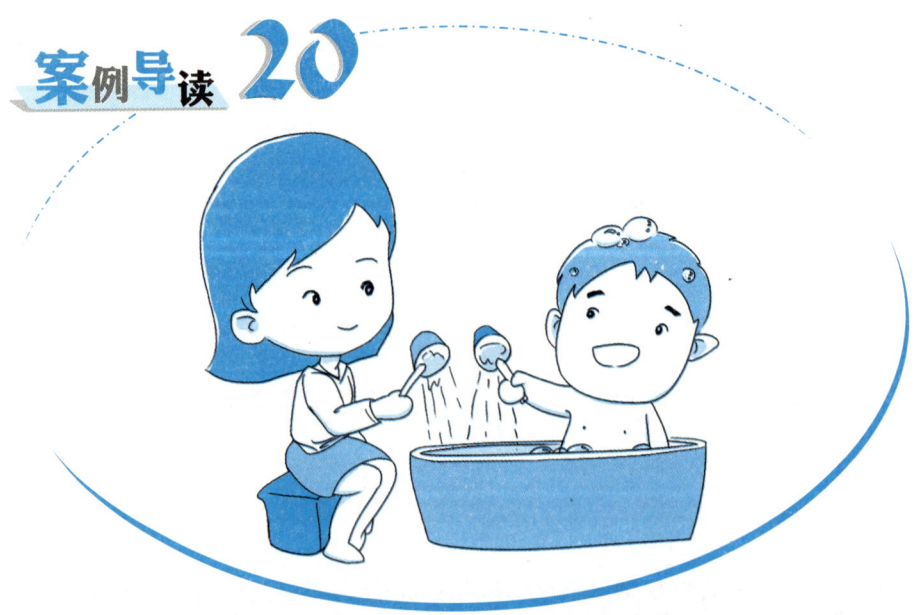

概述与评估

小博,男,2岁9个月,无主动交流意识,少有目光对视,独自玩耍,无主动语言,自语但语言不清晰,别人不能理解,想要某个无法拿到的东西就大哭,无拉别人手等求助表现。喜欢玩水。

人际交往阶段目标

引导互动表现。

过　程

小博很喜欢洗澡。在他洗澡时让他坐在盛满水的盆子里,并放入玩水的玩具,小博会高兴地用玩具舀水倒水,父母或治疗师作为游戏的参与者也同时用玩具舀水倒水,尽量模仿小博的速度、倒水的高度等,同时仔细观察小博的表情,发现小博慢慢地会跟随参与者轮流地舀水倒水,说明小博主动地注意到参与者且有互动的表现,参与者就跟随小博的主动欲望与他互动,尽量延长互动时间并试着把水倒到小博的手上,发现小博表情不高兴,于是又回到原来舀水倒水的互动方式,以提高小博的互动兴趣。

解　析

这种游戏可以增强孩子的参与性、动机和发起游戏的兴趣。游戏前要了解孩子的喜好——喜欢玩水。游戏是孩子主动玩的,参与者通过模仿孩子的过程去伺机和孩子互动,然后观察孩子的表现,发现孩子喜欢就多变化互动方式,目的是诱导孩子的参与意识和互动动机,并对他人的参与有注意。有时会出现孩子对参与者的表现反抗或不满,这时也说明孩子注意到了并且有了反应,参与者的退出游戏也是对孩子注意和反应的一种良性反馈,这个例子中小博对把水倒在他手上表情不高兴,参与者就尽快回到原来的互动方式,就属于这种情况。当孩子表示不满和反抗时,治疗师同时要说"不",这样有利于孩子通过体验明白"不"的意思。

案例导读 21

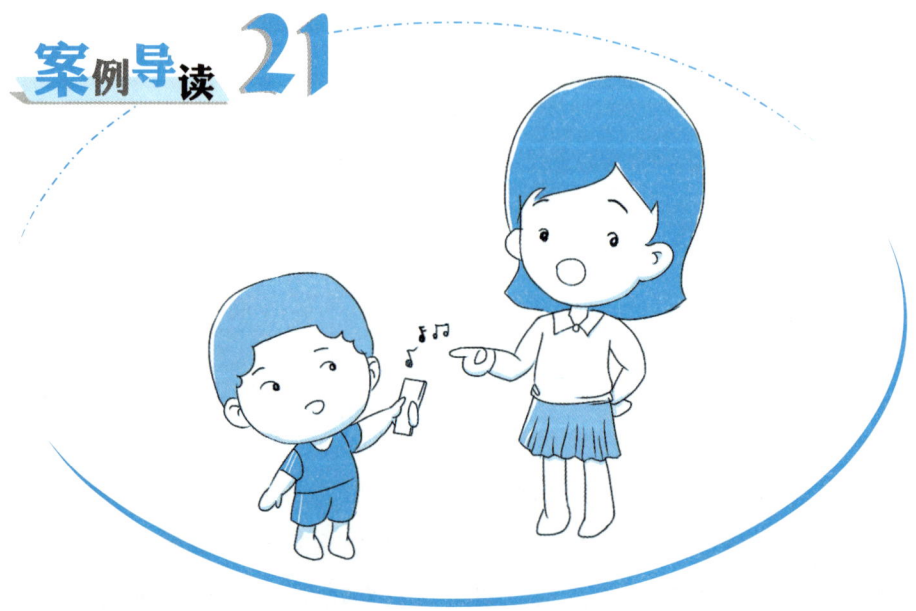

概述与评估

苹果,男,4岁3个月,有一定交流意识,可以正确回答大部分日常生活简单问话,参加集体游戏时常常按自己的意愿行事,不遵守游戏规则,需要帮助时有语言表示和短暂的目光对视,喜欢听手机的音乐铃声。

人际交往阶段目标

引导他注意游戏中参与者的表情和要求。

过程

父母或治疗师作为参与者,手中拿着手机,先播放手机中孩子最喜欢听的那首彩铃音乐,苹果会跟随声音转向参与者,然后把手机放在苹果看不到的地方(彩铃音乐声依然响着),苹果会循着音乐铃声寻找,参与者这时夸大手势,夸大面部表情,夸大声音品质地使用引人注意的手段说"哇,手机在哪里"并伴随一个夸大的动作。当苹果在参与者的后面看到手机时,参与者再使用夸大手势,夸大面部表情,夸大声音品质的引人注意的手段说"噢,在这里",同时也伴有大大的动作,参与者一直拿着手机并不给苹果,只让苹果听声音,苹果很急,突然他的目光看

下篇 孤独症谱系障碍的常用干预方法及案例解析

了参与者,参与者即刻把手机给了苹果。通过参与者的这种方式来调动孩子的参与和互动水平。

解析

这种游戏可以增强孩子在参与游戏的同时关注参与者的表情的意识。游戏中选择孩子喜欢的某种感官刺激来吸引孩子的兴趣和主动参与意识。游戏中用夸大手势,夸大面部表情,夸大声音品质说话和做出大大的动作,主要是来调动孩子参与互动的积极性,从而引起孩子的注意。当孩子想得到感官刺激的来源时,参与者尽量不让他得到,以便维持孩子关注参与者的动力。当注意到孩子的目光和表情关注参与者时,参与者要尽快给予某种奖励(这个实验中让孩子拿到手机实际是自然强化的过程)。如果孩子未注意参与者也可以让孩子喜欢的感官刺激停止,同时可以夸大的说"停止了",观察孩子是否注意参与者,这样有利于孩子理解当时体验内容的言语表达形式,也有利于刺激孩子的关注。

案例导读 22

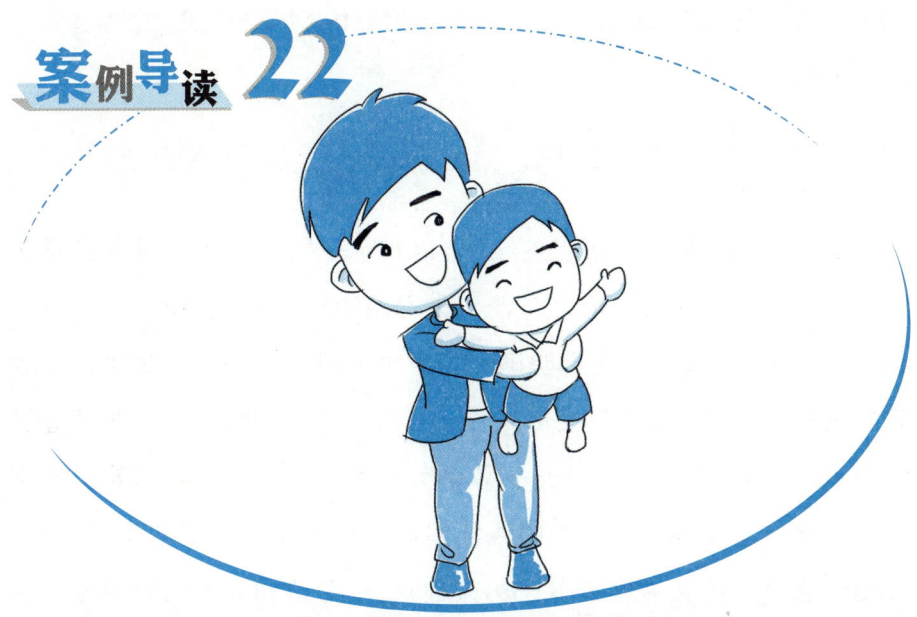

概述与评估

萌萌,男,3岁7个月,没有明确的主动语言,可发多个无明确语义的音,与人交流意识较差,目光对视少,较少关注周围人,对"下楼""抱抱"等少数几个常发生的他也喜欢做的指令有跟随的行为反应,兴趣较广泛但都不持久。

人际交往阶段目标

主动语言。

过程

萌萌每天都会双手向上的蹦跳,这可能是他喜欢的一种玩耍方式。为了在他喜欢的玩耍方式中给他语言示范,当她有表现时,治疗师一边说"起来",一边把萌萌抱起来。萌萌也很喜欢被抱起来的感觉,重复多次后,萌萌想要被抱起来时,就可能会自己主动说"起来",这时治疗者要及时地把萌萌抱起来,让他体会想要的感觉,这也是一种自然强化。

解析

对于没有明确主动语言的孩子,语言示范放在游戏中更易让孩子有兴趣。孩子不会通过行为与他人进行沟通时,我们要学会把他的行为当成沟通模式,可以在不明确行为意思的时候赋予行为某种意义来进行语言示范。如果孩子发出某种无目的的声音同样也可以把声音当成有目的的并做出回应,让孩子体会到所有的行为和发音都是有意义的。当然如果可以从环境中的线索解读行为或发音的确切意思更好。示范语言尽量简化并围绕孩子的兴趣点,尽可能和孩子拥有的语言相当或略高。

下篇　孤独症谱系障碍的常用干预方法及案例解析

案例导读 23

概述与评估

青青,男,4岁,简单问句可以对答,较少用表示时态的词,有交流意识,交流技巧差,主动提问少,记忆力好,喜欢高频的声音。

人际交往阶段目标

学习扩展孩子的语言。

过程

模仿厨房的游戏场景,青青喜欢敲击锅、碗、瓢、盆、铲等玩。治疗师引导青青玩炒菜、切菜等游戏,并在他高兴时询问"青青在干什么",他回答"切菜"时,治疗师重复着将句子扩展为"正在切菜",而且把"正在"音用夸张重音处理,青青的各种游戏内容都可以用"正在"扩张句子。多次重复后观察青青是否自己开始运用"正在",如果青青出现主动使用"正在",立刻给予奖励。

> **解 析**

扩展孩子的语言放在游戏中要自然且生动。可以通过示范的字词或更合适的语法来扩展孩子的语言或是增加更多的字词来校正并完成孩子的讲话,无须直接纠正。你可以通过一边重复孩子的讲话一边增加信息,来教给他新的字词和概念。也可以强调想让孩子学习的词,如看到有人哭时孩子说"宝宝哭了",治疗师说"宝宝正在哭"以便让孩子学习"正"的意思。治疗师在游戏中使用的语言要避免提问句或测验式问句。

案例导读 24

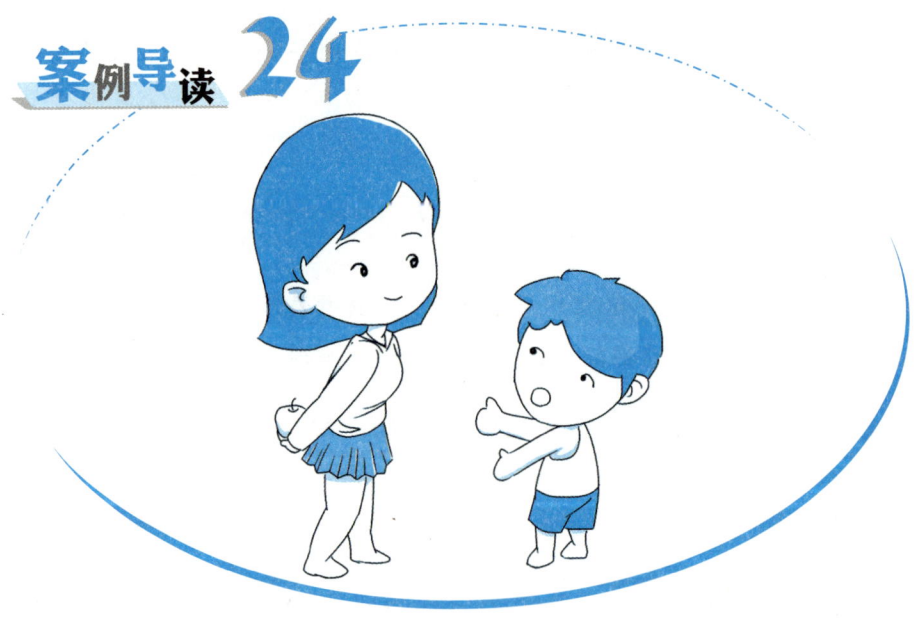

> **概述与评估**

龙龙,男,4岁,日常生活重复较多的一些词可以理解,例如对"下楼""吃饭""喝饮料"这些词都有反应,看到喜欢吃的东西有主动要求,例如说"我要吃""给我",语句较单调。仿说不明显。喜欢吃苹果。

下篇　孤独症谱系障碍的常用干预方法及案例解析

人际交往阶段目标

让孩子体会适合一种行为的多种语言形式。

过　程

在龙龙较饥饿的时候开始游戏,治疗师拿着龙龙最爱吃的苹果,龙龙看到后会很急切地说"我要吃",治疗师把苹果放在龙龙拿不到的地方,同时说"苹果好吃""好吃苹果""吃苹果"并在龙龙重复后把苹果给龙龙,在龙龙大口吃的时候治疗师重复说"苹果好吃""好吃苹果""吃苹果"。游戏重复多次,治疗师注意观察吃苹果时龙龙是否分别主动用这几个句子表示吃苹果的行为。

解　析

孤独症孩子容易凭记忆记住一些常见场景的表述,但往往较单调刻板,所以对于有能力的孩子,平日注意教授他们统一行为的多种语言表达形式,并观察他们学会后是否可以分别使用。注意对于仿说明显的孩子,可能出现仿说或自语现象,所以要注意将多种表现语句的持续交换,以利于他们真正的学习。这个例子中,在龙龙着急要苹果说"我要吃"时,治疗师也可以说"给我"观察龙龙是否重复,当他重复时尽快将苹果给他,目的是让龙龙明白"给我"和"我要吃"同样都能达到吃苹果的目的。

案例导读 25

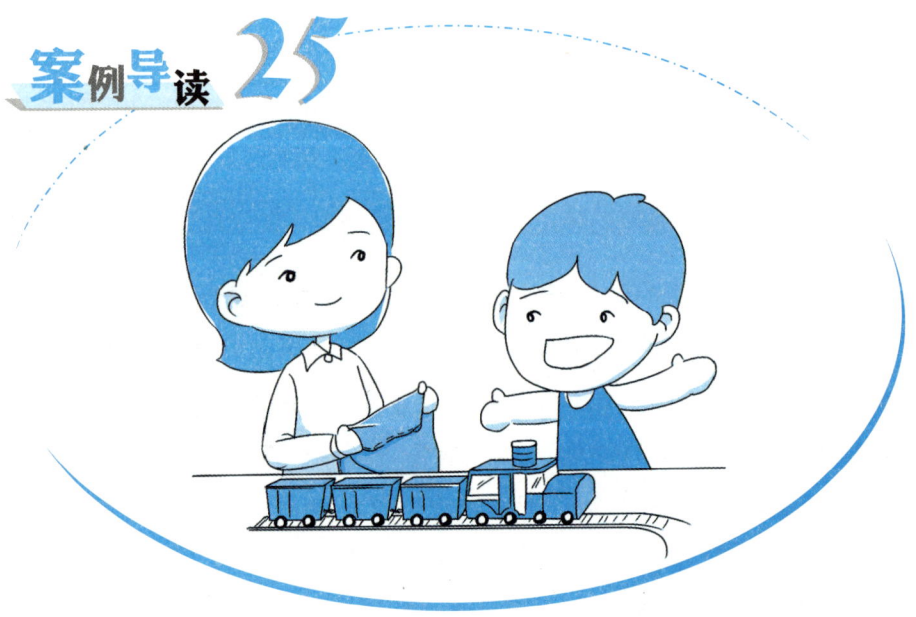

概述与评估

欢欢,男,4岁,喜欢玩轨道游戏,交流意识较差,有仿说,主动语言较少,喜欢加入到小朋友玩耍的环境中,但基本不顾及其他小朋友在干什么,很随意的去抢别人的玩具。

人际交往阶段目标

注意到别人试图打断自己正进行的事。

过程

游戏场景是轨道玩具,火车在轨道上跑,欢欢非常专注地看着,表情很愉悦。参与者观察欢欢的表情,在他高兴的时候,在他的视野内慢慢地把一个毯子靠近轨道,快靠近时欢欢会表情不高兴并拦住治疗师的手,这说明他注意到有人要打断他的游戏,治疗师利用这个时机说"不要",然后把手和毯子收回来。如果快靠近时欢欢没有反应,那么治疗师把毯子压在轨道上,欢欢就会很不高兴地用手阻止,同样治疗师也

下篇 孤独症谱系障碍的常用干预方法及案例解析

在说"不要"的同时把毯子拿走。这样重复欢欢会在某次火车靠近治疗师时主动说"不要",治疗师要停止阻止火车。

解析

要让孩子注意到别人试图在打断他在做的事,一般要在孩子玩他感兴趣的玩具时,就像这个游戏中的轨道玩具。治疗师阻碍的时候要在孩子的视野中,而且要有逐渐的过程,根据孩子的反应来决定阻碍的行为进行到什么程度。同时要借助这个机会让孩子体会词语"不要"的含义。如果孩子没有具体阻挡行为,只是一味地哭闹,说明平时的养育和训练中可能纵容有些多,要适当通过行为疗法让孩子明白哭闹没有任何作用。

案例导读 26

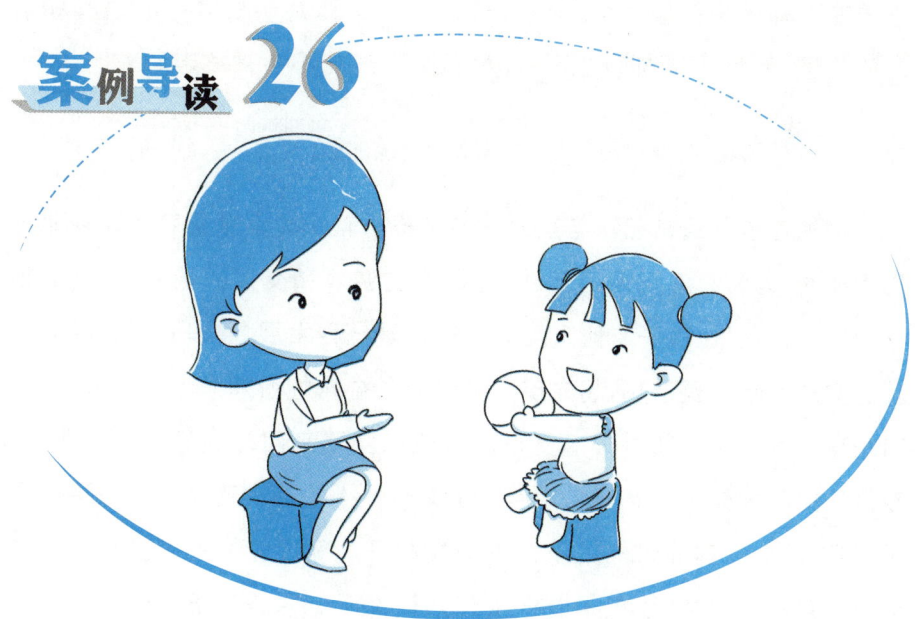

概述与评估

苗苗,女,4岁,有一定常用语执行功能,有一定交流意识,注意力不集中,集体游戏时不遵守规则,与人玩耍时易随意推打别人或抢别人的玩具,喜欢球类游戏。

人际交往阶段目标

学会交替轮换。

过 程

游戏道具是球,治疗师和苗苗对坐,治疗师在苗苗的视线里。治疗师把球给苗苗,苗苗玩了一会儿后,治疗师说"苗苗给老师",同时伸出自己的手,如果苗苗把球放到老师手里了,这个回合就成功了。很快老师把球还给苗苗,并说"给苗苗"。就这样间隔固定的时间重复一次交换。如果苗苗不把球放在老师手中,老师便自己拿过来,即使苗苗哭求也要在老师手中停留片刻,再还给苗苗,这样让她明白老师的语言和行为的意思,而且让苗苗明白不会因为她哭,球就不会被拿走。

解 析

孤独症孩子通常无法与别人轮换做事。轮换尤其是交替的轮换是非常重要的,因为它涉及来回互动,它是社交游戏和交谈的基础,教会轮换这项技术,可以让孩子与他人互动。轮换是一种发展性技巧,可以随着年龄的增长不断地复杂化,起先孩子可以通过结构性游戏学会轮换,比如来回扔球。其后可以通过分享意识的形成来实现来回轮换玩同一个玩具。教授轮换时要先跟随孩子的引导,看孩子对什么游戏感兴趣。如果他不感兴趣,那么轮到他时他就不会主动发起了。实现轮换首先要有让孩子理解的言语或手势,让孩子有一个预知该谁了。这些孩子一般无法长时间等待,治疗师要对孩子的等待能力保持敏感。一般每次轮换到治疗师的时间不超过数秒,当孩子对轮换变得逐渐适应时,治疗师可以逐渐延长自己保持的时间。当轮到孩子时等待看是否他发出轮到自己的信号,如果孩子有这种表现尽快轮换给他。另外,对于不愿交换玩具的孩子也可以2个治疗师示范授课来让孩子明白想让他做什么。或者该交换时给孩子一个其他玩具以便减少他的反抗心理。

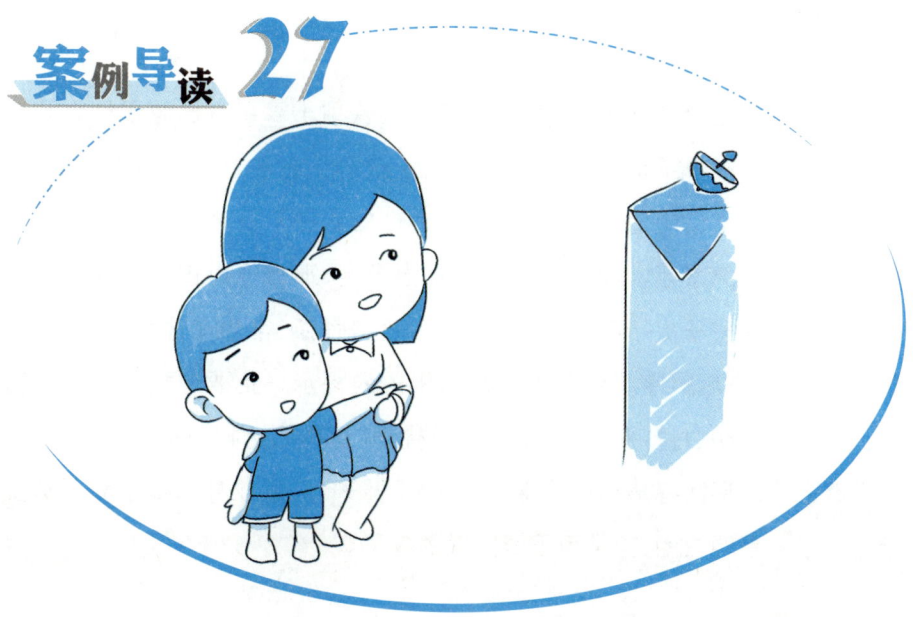

概述与评估

康康,男,3岁,想要东西时会向东西靠近或拉家长的手过去,没有清晰的言语,大小便时知道拉大人衣服,目光对视少。喜欢玩旋转的玩具,特别是旋转陀螺。

人际交往阶段目标

学会简单的表达性语言。

过程

游戏道具用旋转陀螺。治疗师把陀螺放在康康够不到的地方,康康看到后走到治疗师身边,拉起治疗师的手朝向陀螺的地方。治疗师不向前走,同时拉起康康的左手食指指向陀螺,同时说"帮帮我",然后取下陀螺让他玩耍。这样重复多次,康康会主动用食指指想要东西,每当此时治疗师要实现

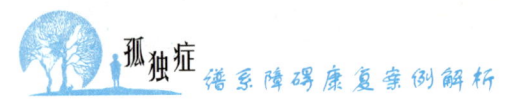

康康的愿望,以便这个行为的巩固,这也是自然强化的过程。

解析

表达性语言是孩子最先学会的语言,主要用于表示自己想干什么和自己的感受。游戏中所提示的语言可略高于孩子平日的水平。例如,如果孩子正在用手把你引向他想要的东西,那么你应该提示他轻轻拍打你或用手指指向他想要的东西。如果孩子正在发出声音,那么你应该提示他简单的字词。一般给孩子提示时遵循身体提示、手势提示、常规言语提示、言语示范、选择句等先后顺序。后三种与言语相关的提示一定要注意孩子的语言能力是否能够明白,特别是"要苹果还是桃子"这样的选择句提示,很多孩子并不明白但总是回答最后一个名字,例如"桃子"。所以身体提示和手势提示是孩子较易明白的,常常用于能力低的孩子。

案例导读 28

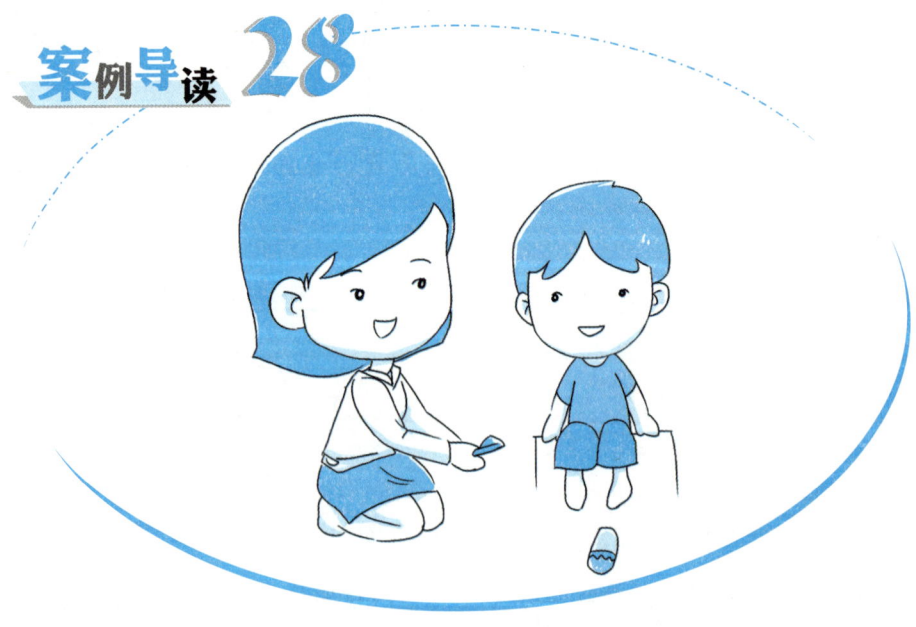

概述与评估

旺旺,男,3岁,交流意识差,对周围人关注少,生活自理能力差,有仿说,对夸张性的语言有反应。

人际交往阶段目标

学习简单语言的执行。

过程

游戏在家里进行,教授旺旺穿鞋子。治疗师把鞋子放在旺旺的视线内,指令说"穿鞋子",旺旺没有反应,治疗师让旺旺坐下,辅助他的手把鞋子穿在脚上,每次旺旺穿上鞋子后都给他饼干吃。这样重复,每次都要清晰地说指令,同时有肢体辅助提示和完成行为后的奖励,多次这样重复后,旺旺听到这个指令就会有穿鞋的行为。

解析

孤独症孩子往往存在口语理解困难,并且无法恰当地进行回应,这会让他们显得不顺从。运用提示进行教导能够改善孩子的口语理解,帮助他们在家和社会中听从指令。这个程序中不一定要选择孩子喜欢的游戏或玩具,一般分三个步骤完成:给指令、帮助孩子回应、孩子做出回应后给予奖励。指令一定要清晰,指令中尽量不要有人称代词,发指令时要引起孩子的注意。如果孩子没有回应,有可能他没有理解字词含义,无法保留信息,或者不想听从指令,给提示可以增强孩子听从指令的可能性。用孩子的身体来提示较有利于孩子明白。言语提示也可以同时给予示范,例如,指令"拿起鞋子",如果孩子不拿,治疗师可以示范把鞋子拿起来并说"拿起鞋子",较言语提示而言孤独症儿童通常更容易理解视觉提示。

案例导读 29

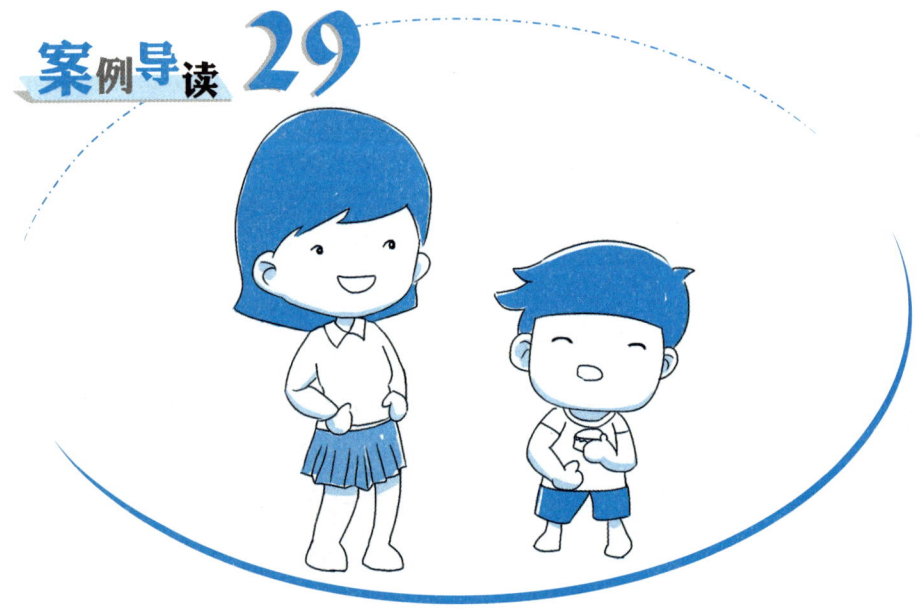

概述与评估

迪迪,男,4岁,游戏时多自己玩耍,别人介入时他不太顾及,仍然按自己的想法行事,夸张语言和行为可以引起他的注意,喜欢厨房的游戏,喜欢吃汉堡。

人际交往阶段目标

孩子学习社交模仿。

过 程

游戏布置是厨房的模拟场景,玩具里有汉堡包,迪迪会自然地拿起汉堡包,然后把汉堡包放在嘴里试图咬,治疗师看到他这个动作后可以控制他的双手,同时用夸大的动作摸摸肚子,并夸张地说"真好吃"(示范),观察迪迪的反应,如果他没有模仿,治疗师辅助他模仿,然后给他吃一口真正的汉堡包(强化)。如此多次反复,等待迪迪主动的模仿行为出现。

解析

模仿是早期社会能发育过程中的一个重要技能。孩子通过这种方式来了解世界并传达对他人的兴趣。语言和游戏技能都与模仿相关,在社交训练中可以和孩子来回模仿。在教授模仿时可遵循等待时间、身体示范以及强化的技术步骤。可以利用玩具、手势、身体动作和发声来教授模仿所有的游戏,模仿前引导孩子关注你。示范是希望孩子模仿治疗师,示范时要选择孩子感兴趣的游戏。可以有多种形式,例如孩子在试图抱一个大球又抱不住,治疗师可以张开双臂表示"大",也可以摇摇头表示"抱不起来"。

案例导读 30

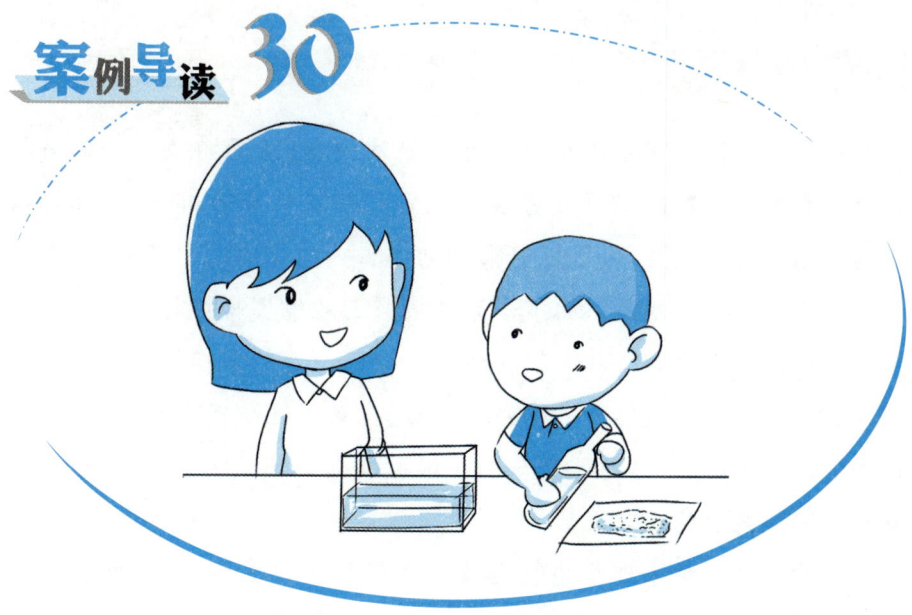

概述与评估

光光,男,5岁5个月,有一定动手玩游戏的能力和理解能力,玩游戏时对细节不关注,例如他想拿一个凳子,但凳子在一个重物下放着很难拿出来,光光会一直用力去拉凳子。同时喜欢水、沙子等玩具。

人际交往阶段目标

学习游戏的多样性、复杂性。

过程

游戏道具是水、缸子和瓶子。放一个装水的瓶子在桌子上，旁边有沙子。光光见到后会直接把沙子装入有水的杯子里。治疗师让他停下，引导他将水倒入池中，然后把沙子装入空杯子里，这个过程中观察光光的能力，根据他的能力给予尽可能少的引导，例如说"先把水倒掉"，"再放沙子"这样的语句如果可以明白就不要有肢体的辅助。如果不能完全明白要给予辅助完成。

解析

孤独症儿童通常难以扩展自己的游戏内容，然而游戏对于语言和交流很重要。游戏能增强儿童发现问题和解决的能力，能培养儿童概念化和想象力的能力，也是培养精细动作和大动作的能力极好的途径，所以对于有一定游戏能力的孩子来说增强游戏的多样性和复杂性很重要。多样性主要是游戏动作的复杂性和训练方法的多样性。例如当孩子玩积木时可以教授他很多种组合方式；当孩子在玩给汽车加气时，可以教他玩汽车修理；当他玩汽车的时候可以把一些动物放上去，和他一起玩动物的游戏等等。

游戏的复杂性主要是增强游戏中秩序的衔接关联性，如本例子中让孩子先倒掉水，再往杯子里放沙子。

下篇　孤独症谱系障碍的常用干预方法及案例解析

案例导读 31

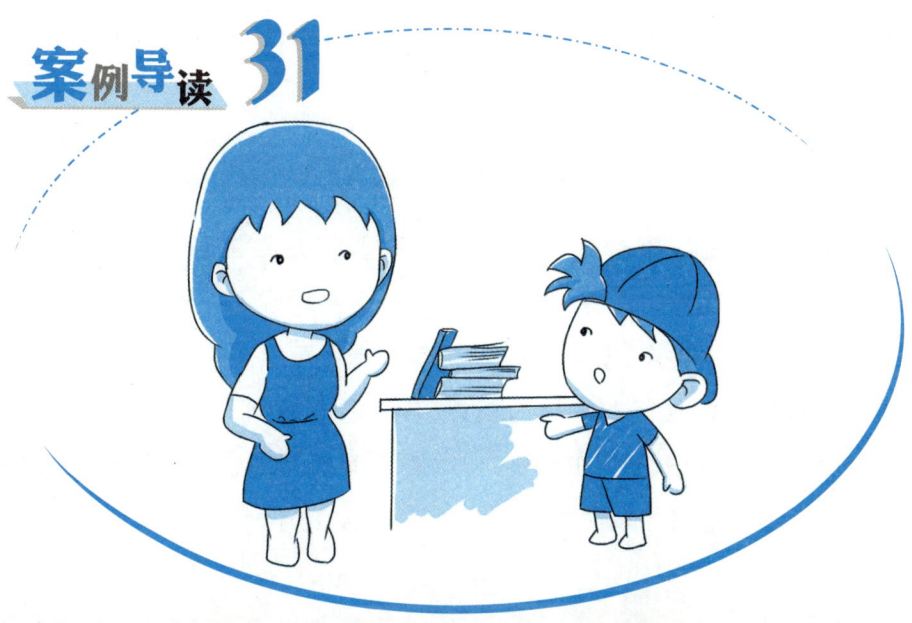

概述与评估

淳淳,男,6 岁,有一定执行和交流能力,言语无障碍,交流意识尚可,多动,注意力不集中,记忆力好,平日话多,自语或喜欢给人讲述他喜欢的恐龙和生物的故事。讲述已发生事情时组织不到一起,常说一些相关的词,但逻辑性欠佳或连接语缺如,常常是具体叙述(而非转述)已发生的事情。

人际交往阶段目标

学会简单地转述事情。

过 程

游戏在书房进行,妈妈和淳淳在书房里,把淳淳喜欢的生物书堆放在书桌上,在淳淳看见的情况下,爸爸进到书房来把其中 1 本拿走了,随后爸爸离开了书房。5 分钟后妈妈问:"淳淳,爸爸刚进到书房干什么了",观察淳淳如何回答,如果他说"书不见了",妈妈就示范"爸爸刚才

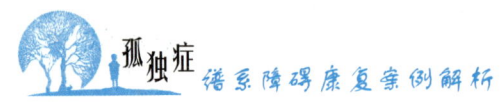

把生物书拿走了",要夸大"刚才",并让淳淳模仿。根据孩子的能力可以延长发生事件和转述间的时间间隔。

解析

转述已发生的事对孤独症孩子来说很难,这是由于他们对事物或事件间的本质联系很难理解,而且转述往往要理解人称代词的转换,这也是他们的一个难点,所以转述时训练师要尽可能少用人称代词,另外转述训练的开始最好有场景的模拟,转述能力的训练主要是针对能力较好的孤独症孩子,这些孩子有一定的交流执行能力。注意转述训练的内容要尽可能是才发生的。

案例导读 32

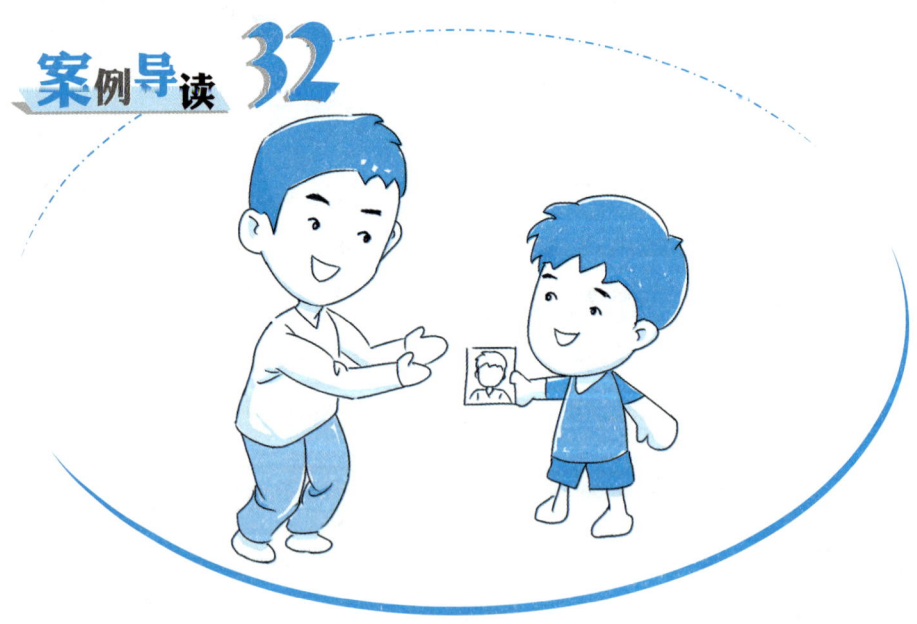

概述与评估

小小,男,3岁,自语,记忆力好,在夸大的语音刺激下可执行一些简单的日常指令,看图可以命名"爸爸",但爸爸在他面前时给他指令:"亲亲爸爸",他却没有反应。

人际交往阶段目标

泛化"爸爸"的认知。

过程

游戏在家中进行，先是爸爸的照片指认训练，同一时段当他发音"爸爸"时，爸爸要主动答应，而且要亲亲他，眼睛看着他。平日家庭中经常要有他和爸爸的活动，例如"爸爸抱抱""爸爸亲亲""爸爸拿奶瓶来"，每当有这样句子出现时，爸爸就要夸张地去执行。注意这时家中尽量不要出现其他爸爸的角色，也就是说其他的人叫他们的爸爸的情景不要出现，这样有利于小小将"爸爸"这个词和他的爸爸一一对应并记忆，否则会出现干扰。

解析

泛化能力对孤独症孩子来说比较困难，但他对于交流很重要，泛化强调多形式、多场合的出现和应用。很多孤独症孩子容易记住某个词，而且一般固定在某种场合下说，例如：孩子指着图片上的衣服图像会说"衣服"，但当早上起来，妈妈说拿起衣服（衣服就在他旁边），他却没有反应，这说明他没有真正学会衣服这个词。所以就要在多种环境、多种情况下出现"衣服"这个词，让他体会"衣服"的真正含义。

案例导读 33

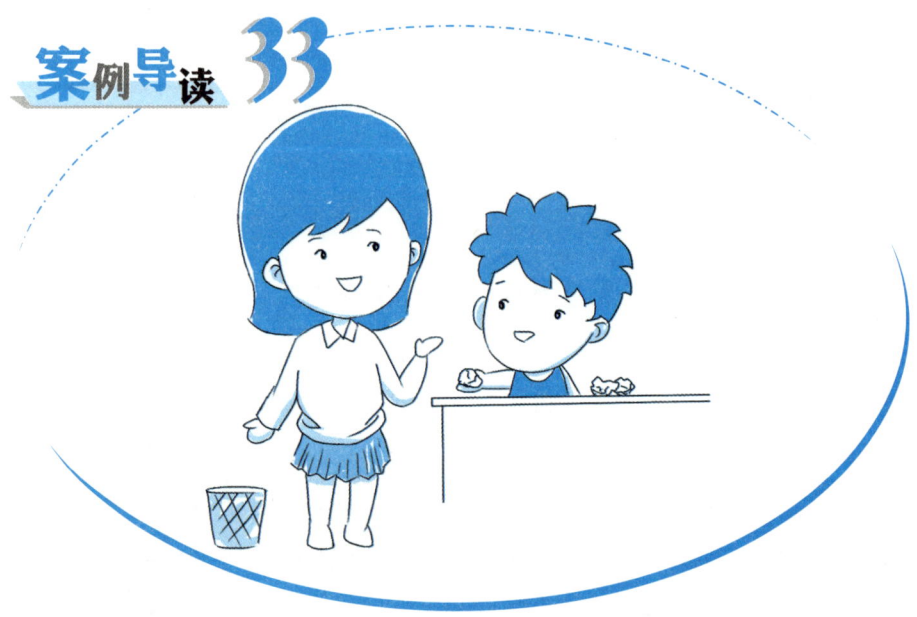

概述与评估

维维,男,4岁,日常出现的一些固定场景下的简单问话可以理解和执行,但问句略有延伸便不明白了,喜欢吃糖。例如:妈妈剥完糖纸把糖放到维维嘴里后说"把糖纸扔到垃圾筐"(妈妈基本天天要给他重复这样的行为和对话),维维会准确执行,而妈妈又说"把桌上的其他垃圾也扔了",他就不明白了。

人际交往阶段目标

学会简单语言能力的泛化。

过程

主要泛化"扔"的能力,评估后得知维维知道"桌子上"的意思,但不明白"垃圾"的意思。维维明白"苹果皮"和"纸"的意思,所以维维在场时,家长多次重复"把桌子上的苹果皮扔了"或"把桌子上的纸扔了"等等,同时伴有相应的行为表现。多次重复后在没有示范的情况下对维维说"把桌子上的苹果皮扔了",观察是否能准确执行,如不可以再重复

下篇 孤独症谱系障碍的常用干预方法及案例解析

示范。要想让能力泛化的好,一定要多变换扔的物品,这样来增强维维举一反三的能力。

解 析

程度较轻的孤独症孩子对日常生活中出现的场景的简单对话有一定的理解能力,如"扔到垃圾筐""下楼玩""吃饭"等,他们能够准确地执行。这些主要是因为这些场景和对话在日常生活中反复出现,是通过机械性的记忆获得的,但当把常见场景延伸或略做改变后患儿便出现无所适从的表现。所以要先明确延伸场景问话的内容中具体词语孩子是否明白,如这个例子中的"桌子上""其他""垃圾"这些词孩子是否明白。如果不明白,那么泛化能力的语言或方式要有变动,治疗者不能固执地认为他应该明白,例如这个例子中维维知道"桌子上"的意思,但不明白"垃圾"意思。维维明白"苹果皮"和"纸"的意思,所以维维在场时要重复他明白的词组成的句子并伴以相应的行为表现。

案例导读 34

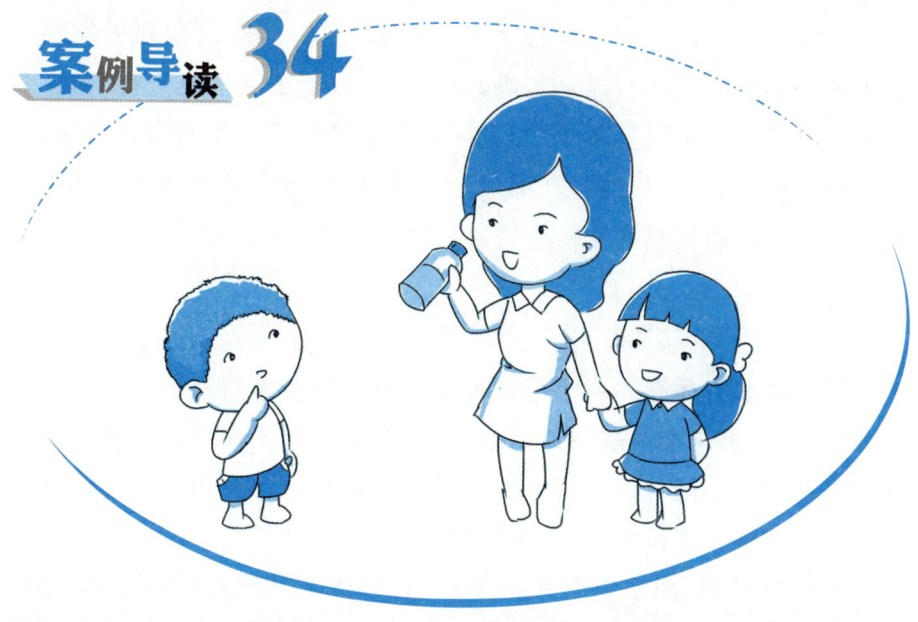

概述与评估

品品,男,3岁5个月,日常出现的一些固定场景下的简单问话可以理解和执行，但问句略有延伸便不明白了，例如：品品能准确地按指令看他的小朋友瑶瑶，也天天见到瑶瑶叫小王阿姨妈妈。瑶瑶和她妈妈小王阿姨都在场的时候，要求品品去亲亲"瑶瑶"和"小王阿姨"时，他都能够准确执行，但当这时被问"瑶瑶妈妈在哪里"时，他却回答"12楼"，实际上品品的妈妈住在12楼，平日品品在被问"妈妈在哪里"时，奶奶教他的回答是"妈妈在12楼"。品品的理解能力还不足以理解"瑶瑶妈妈在哪里"的确切含义便和经常听到的"妈妈在哪里"联系在一起，故按他平日机械地回答"妈妈在12楼"。

人际交往阶段目标

学会简单语言能力的泛化。

过程

主要泛化人称名词，也就是认识到"小王阿姨"和"瑶瑶妈妈"是一个人。选择品品喜欢的各种瓶子作为游戏道具，让瑶瑶和她的妈妈小王阿姨一起参加，当说"瑶瑶的妈妈拿瓶子"且小王阿姨执行时（瑶瑶此时站在她妈妈的旁边），再说"小王阿姨拿瓶子"这样多次重复后观察，当命令"亲亲瑶瑶的妈妈"和"亲亲小王阿姨"时品品的行为表现是否一致，如果一致，则说明品品初步明白了这两个角色的一致性。

解析

程度较轻的孤独症孩子对日常生活中出现场景的简单对话有一定的理解能力，但由于理解能力的缺陷，会出现含有2层以上递进关系句子的理解障碍。同时通过机械性能力他们又获得一些与语言对应的客观存在的理解和回答能力，如这个例子中品品的妈妈住12楼，平日被问"妈妈在哪里"时，奶奶常教品品回答"妈妈在12楼"，但谁的妈妈他却还不能分辨，所以出现答非所问的现象。训练时可以通过他已理解的内容作为桥梁匹配想让他理解的内容，如这个例子中的以"小王阿姨"为桥梁来理解和"瑶瑶的妈妈"是一个人。

下篇　孤独症谱系障碍的常用干预方法及案例解析

案例导读 35

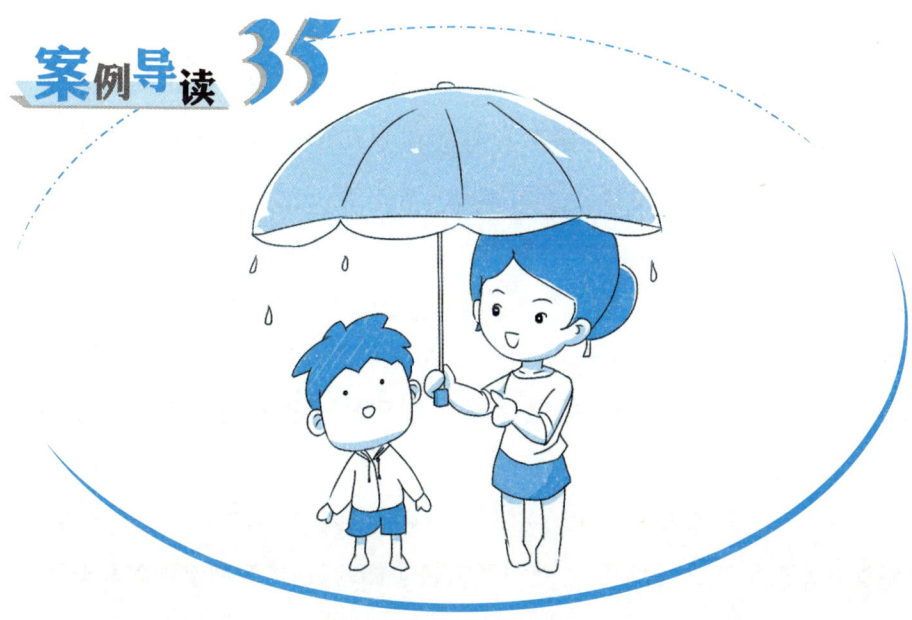

概述与评估

伊伊,男,4 岁 2 个月,可分清大小物品,看到幕布拉开可以说"电梯门开了",看到两个球叠放在一起,可以说"雪人",很简单的看图说话的每一幅画的描述内容可说出来,但几幅画连在一起的意思不明白。

人际交往阶段目标

领会下雨出门打伞,并看图说话。

过程

下雨天要出门,家里有伞,第一次父母带伊伊出去带上伞并在外面给伊伊打上伞。回家后再出去时不带伞,让伊伊有被雨淋到的感受,在他被雨淋烦躁时,把提前带在身上的伞给他打上,并说"下雨出去要打伞"。回家把刚才的场景画成几个图,将图展示在伊伊面前,讲述"下雨出去要打伞",以后每遇下雨都要问她或让她体验相关内容。

解 析

有些孤独症孩子对故事的记忆有表象联系的能力,比如本例中的电梯门开关和幕布开关的联系。有的孩子在玩向玩具公交车里放东西的游戏时,如果放不下了孩子会说"人太多了,上不去了"。这些看似有一定联想的话语实际是一种表象记忆,孩子只理解车上不去了就是因为公交车上人太多了,并没有把东西和人的不同区分开,对事物背后的本质关系不理解。所以一个个具体情境间的关联总是很难明白,也就很难复述已发生的事情、转述话语或将几个关联的情景有逻辑关系地组织在一起。

由于孤独症孩子很难通过别人的讲解或目睹事情的发生过程自然地理解这些本质关系,所以训练游戏时要有情景体验,这样有利于理解和掌握。

案例导读 36

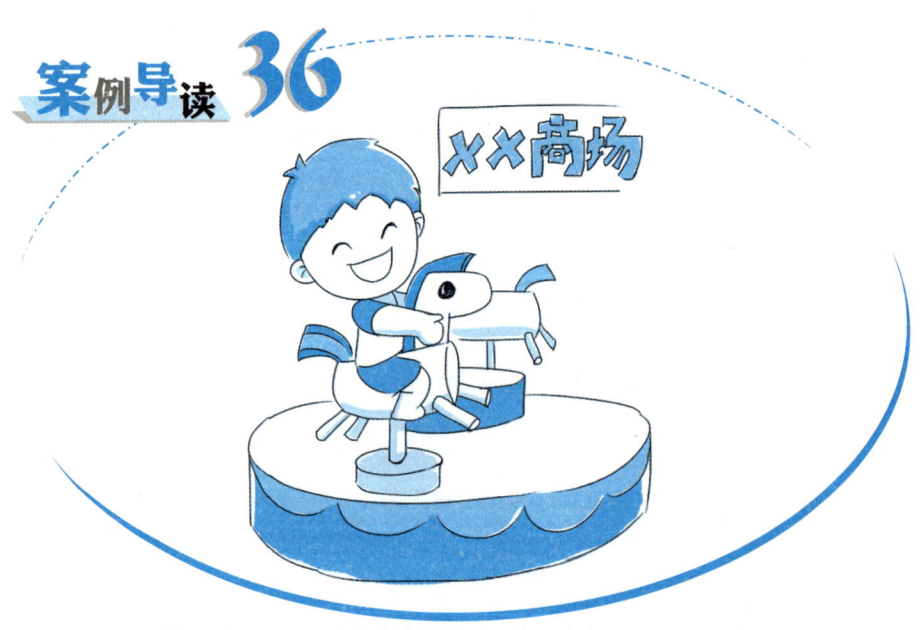

概述与评估

小明,男,3岁9个月,注意力不集中,主动交流意识欠佳,平日常出现场景的固定表达句可以在提示下说出来,例如妈妈常带他去家周围学校操场骑玩具自行车,所以别人说话中只要带"操场"2个字他就会自语"骑自行车"。喜欢旋转。

人际交往阶段目标

学习恰当运用自语的句子。

过 程

小明喜欢游乐场的旋转游戏,妈妈基本每天都带他去,平日只要有"玩"的词出现,他都会也只会说"游乐场"。妈妈要改变旋转游戏玩耍的地点,在商场、社区等多个地方都让他玩带旋转的游戏,每当玩的时候多强化"在商店玩""在公园玩"等相应的句子,以便他体会很多地方都可以玩,这样当再出现"玩"这个音时,他轻易不会一味的说"游乐场了",可能这种自语句也随之消失了。

解 析

小明喜欢游乐场的旋转游戏,妈妈基本每天带他去,平日只要有"玩"的词出现,他都会也只会说"游乐场",这是因为他机械地把玩和游乐场联系记忆在一起,而"玩"也可以在其他地方,他却不理解。也就是说,如果家长对小明说:"花花去动物园玩了,我们也去动物园玩",而小明回答"我去游乐场玩"时,并不是说他不想去"动物园",而是他并没有真正理解"玩"还可以和其他地方和方式联系在一起,小明没有理解家长。所以运用词语前一定要通过体验让他体会到"玩"还可以与其他方式和地点联系在一起。

案例导读 37

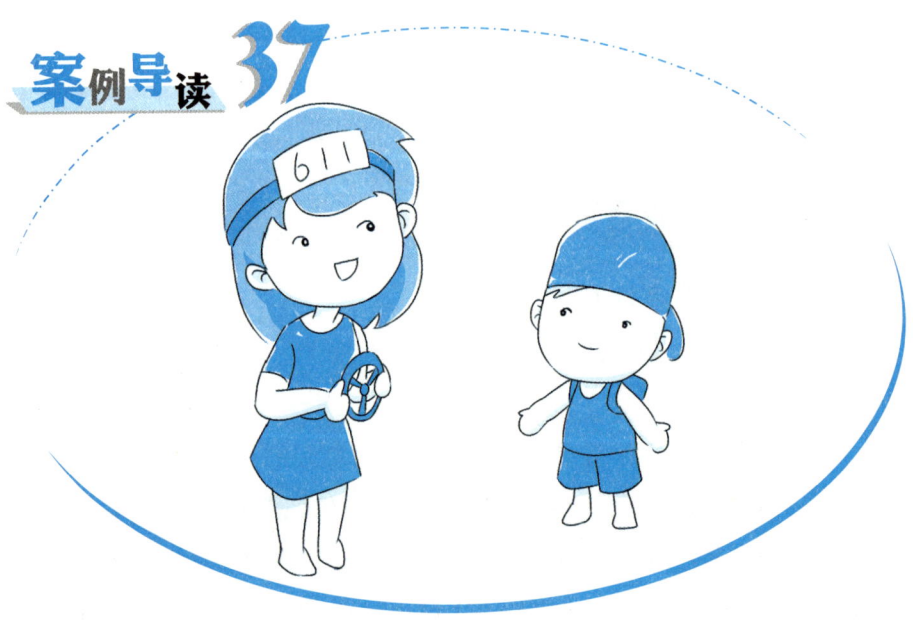

概述与评估

旭旭,男,5岁,无主动交流意识,自语清晰,对经常出现的某些场景的描述性句子,在场景再出现时可自语。例如,旭旭每天坐"611"路公交车去康复中心,家长看到611车来了常常会说"611来了",时间长了当看到611路车驶来的时候旭旭就会说"611来了"。旭旭喜欢乘坐公交车,看见车来了,无论是哪一辆都想上去。

人际交往阶段目标

学习恰当运用自语的句子。

过程

游戏模拟公交车的场景,而且车头有几路公交车的编码,当编码不是611时旭旭不能上车,当编码是611时可以上车,治疗师报"康复中心到"了让旭旭下车,以这种模式让旭旭体会说"611来了"是为了上车去某个目的地。同一阶段可以让旭旭学说"坐611上康复中心"。

下篇 孤独症谱系障碍的常用干预方法及案例解析

> 解 析

日常的生活重复让旭旭对611车敏感,也有乘611去目的地的体会,但哪辆车来他都想上,说明他对乘车的真正意义还不清楚,所以可以设计游戏内容强化,同时将目的地和乘车的行为联系在一起让旭旭学习恰当运用自语的句子。

第十章　语言行为里程碑评估及安置程序

语言行为里程碑评估及安置程序（VB-MAPP）是基于语言行为理论产生的一种方法。语言行为理论认为语言的学习实质是一组刺激和反应的连锁，无论是"提问"还是"回答"能力的习得都与其后或前的刺激和反应有关，这实际与 ABA 的理论本质是一致的。VB-MAPP 分 VB-MAPP 里程碑评估、VB-MAPP 障碍评估、VB-MAPP 转衔评估及任务分析和技能追踪四部分。

VB-MAPP 里程碑评估基于儿童发育过程中的语言及其相关技能的特点，将他们分为 170 个里程碑。这 170 个可测量的里程碑被分在 3 个发育阶段（0~18 个月，18~30 个月，30~48 个月）和 16 个领域（提要求；命名；对话；提要求、命名和对话之间的差异；仿说；动作模仿；认字；听写和抄写；根据功能、特征和类别而作出听者反应；视觉感应和配对样本；独立玩耍；社会行为与社会游戏；自然发声行为；教室常规和集体能力；语言结构；数学）。每个技能区通过 5~15 个里程碑问题测试能力，测试的方法包括结构化的直接测试，观察，及观察与测试结合 3 种。这部分测试所得 VB-MAPP 障碍评估就是 24 个学习和语言功能障碍（不良行为；教学控制；提要求技能的缺乏、薄弱或缺陷；命名技能的缺乏、薄弱或缺陷；动作模仿的缺乏、薄弱或缺陷；仿说技能的缺乏、薄弱或缺陷；视觉感知技能和样本配对的缺乏、薄弱或缺陷；听者技能的缺乏、薄弱或缺陷；对话技能的缺乏、薄弱和缺陷；社会技能的缺乏、薄弱和缺陷；依赖辅助；

下篇　孤独症谱系障碍的常用干预方法及案例解析

猜想式反应；扫视技能的缺陷；不能做出条件性辨别；不能泛化；薄弱或非常规的动机；对行为有要求会使得动机减弱；强化物依赖；自我刺激；表达清晰度的问题；强迫性行为；多动；没有眼神交流或者对人的注意；感觉性防御）进行评估，每个障碍以 5 个小问题来评估，分为没有问题、偶尔出现问题、中度问题、持续的问题、严重问题等 5 个程度评测。测评的结果用于治疗人员针对性地运用 ABA 等方法进行校正。

　　VB－MAPP 转衔评估是在里程碑评估及障碍评估的基础上，分 18 个领域（VB－MAPP 里程碑评估中的测量总分；VB－MAPP 障碍评估中的测量总分；消极行为；教师规则和集体技能；学业上的独立工作；泛化的转变；强化的转变；技能获得的速度；技能获得的维持；自然环境中的学习；语言操作元素间的转换；对变化的适应；自发性的行为；独立游戏能力；一般自理能力；如厕能力；进餐技能），每个领域分 5 个程度来帮助判断孩子是否已具备某种程度的教育环境中学习的技能。这部分评估是协助治疗人员在进行教育相关的个别化指导中，针对性的根据 ABA 的方法去执行治疗。

　　任务分析和技能追踪是将 VB－MAPP 里程碑评估中的 170 个里程碑，再分解成更细微的 900 个里程碑，目的是更加明晰孩子的里程碑停止在什么程度，以便给运用 ABA 治疗师定准确的目标、选择合适的辅助和强化等。

　　总之，VB－MAPP 与前面几章中描述的结构化教育中的 PEP、人际关系发展干预中的 RDA、波特奇早期教育中的行为核对表、双溪个别化教育课程里的评量表等一样，提供了一个评估方法，该方法主要围绕社会交流中语言相关技能，而对运动、感官等很少提及。该方法所获得的评估结果在针对性的个体化教育过程中除 ABA 外，也可以运用前几章中描述的图片交流法、游戏治疗及社会交流发展干预等方法。

第十一章　孤独症的语言问题

语言不是我们通常简单理解的"说话",它实际是一种"语言行为",包含了手语、图片、书面语言、手势、电码或其他任何语言行为可能采取的形式,重点对象是讲者和听者的个体。

语言的形式有以下几个方面:①语素:构成一个单词的单个说话声音。②词素:"一个有独立意义"的单元。③词汇:组成一种特定语言的词汇总数。④句法:将字、短语或从句组织成句子。⑤语法:遵循一个特定的既定使用习惯。⑥语义:字词的"意思"是什么。句法、语法和语义都是高层次对话的必须技能和内容。

语言行为的分析包括了表达的形式特性(如名词、动词、句子长度等)和功能性特性(有因有果)两个方面,这两种形式是由一些具体的"语言操作元素"来实现的(表11-1)。

表11-1　基本的语言操作元素

提要求:要求你所想要的强化物。例:因为你想出去,所以你提出想要"鞋子"。
命名:识别物品、动作、事件等。例:说"鞋子"是因为你看到了你的鞋子。
对话:在你的语言只受其他语言控制的情况下回答问题或对话。例:说"鞋子"是因为别人说你脚上穿的什么。
听者技能:遵循指令会服从其他人的要求。例:当别人要求"去拿你鞋子时",能去拿自己的鞋。
仿说:重复所听到的内容。如别人说"鞋子"后你跟着说鞋子。

续表

模仿：手语或肢体语言时模仿别人的大动作。例：当别人轻轻碰击两个拳头时，你也轻轻碰击两个拳头（鞋的手语）。 阅读：阅读书写的字。例：当看到书写的"鞋子"文字时也说出"鞋子"。 抄写：例：别人写了"鞋子"你也抄写。 听写：拼写别人所说的字。	

正常情况下，孩子在掌握了"提要求、命名和听者技能"后开始掌握对话行为，2岁左右出现对话并被别人观察到。很早期的对话交往简单，如歌曲、动物声音、1~2个单词的对话联系，含多种成分的对话要到3~4岁才出现。这种对话的延续源于讲者和听者内容的相互刺激（也是彼此的一种奖励），表11-2是语言发育的阶段。

表11-2 语言发育的阶段

语言阶段	说明
前意图阶段	孩子可以运用大量的非言语表达，比如哭泣、微笑、注视你以及抓握
前语言意图阶段	孩子开始理解并使用非言语方式，但是孩子所传递的信息变得明显。孩子可以指向或伸手拿物品，为一个确切的理由哭泣，或者通过目光扫视来表达意思。孩子可以运用社交手势及常规性的手势（指向、展示以及给予）。孩子通过这些手势来表示"请求"、"抗议"和"评论"
单字阶段	孩子开始理解并使用一些单个字词，通过手势性语言（目光接触、指向）结合口头语言来传达意图。孩子开始言语替换，并且开始变换发音韵律（说话的节奏）。孩子语言功能继续扩大，能够通过语言表示请求、回应、抗议、标记、获得注意、问候等，并能重复他听到的东西
双词阶段	孩子开始整合一些字词，并且他的词汇量迅速扩大。这是孩子对听众的意识增强，如果听众不理解他的话，他可能会重复或改变自己所传递的信息。孩子在这个阶段开始议论事情，孩子的意见与适合成人的话题联系在一起

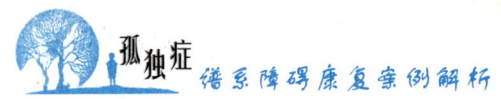

续表

语言阶段	说　　明
早期句法——语义复杂性阶段	孩子开始发展句法规则、形成长句、并通过沟通来实现诸多功能。这些功能包括计划、报告、表达情感、评论一个设想的情景、寻求信息及寻求证据。你的孩子和其他人的一样，开始谈论眼前的、过去的和将来的事情。孩子开始根据听众所需的信息维持一个主题
晚期句法——语义复杂性阶段	词汇和句子结构变得更加复杂。孩子开始学习日常沟通中的潜在语言规则。孩子也开始会根据听众的不同来变化自己的谈话
沟通能力阶段	孩子变成一个功能性的沟通者。也就是说他能够结合口头及非口头的语言来发送信息，并且能够因为多种原因进行信息传递

　　从上表的正常儿童发育过程可以看出，语言的发育和认知的发育是伴随的，随着年龄的不同逐渐成熟。然而孤独症儿童由于认知的缺陷，他们往往很难建立对话所需要的讲者和听者内容的相互刺激，所以形成的对话往往是讲者单方向的，有形式上的语言但不能实现完整的功能语言，也就是无法实现社会功能。因此孤独症孩子的语言的根本问题不是语言的表达形式，而是它的功能形式。认识到这一点对我们制订个体化的训练计划很重要。对孤独症孩子语言提高的预期首先要按照现有执行（命名），再由主动参与（主动有目的的提问）和作为听者的判断和整合能力（根据环境决定回答内容）的步骤逐一实现，每一步都比较艰难，有些孤独症孩子虽然有很多自语和仿说，但如果不能实现上述能力时是不可能要求他们开始对话能力的，所以这种情况下，纵然有很多仿说能力，但训练计划要从"提要求"能力开始，而不能跨越到对话阶段，否则即便背了一些对话也不能泛化，反倒成了孩子自语的内容。一定要遵循评估——制订方案——执行方案——再评估的循环循序渐进。前面所述的各种方法和案例都可以运用到语言的训练和康复中。同时要明确孤独症的语言问题绝不简单是只训练语言便可以解决（这常常是家长的错误认识），而要有综合的训练干预内容。

下篇　孤独症谱系障碍的常用干预方法及案例解析

第十二章　药物治疗

药物治疗对孤独症患儿的教育治疗和其他干预起辅助作用，可以提高患儿适应更多变环境的能力。药物干预对象包括有并发症的患儿，可疑行为如攻击行为、自伤行为、多动症、注意力不集中、焦虑和情绪不稳定、易怒、强迫行为、刻板行为以及睡眠障碍的患儿。排除可纠正的医学原因和环境因素后，如果患儿的行为症状引起明显的功能损害时，可以考虑使用药物治疗。

选择性5-羟色胺再摄取抑制剂（SSRI）在治疗患儿合并有情绪和焦虑症状以及冲动行为时有效。抗精神病药中，氟哌啶醇可用于减少患者刻板行为，提高学习能力。但是有担心认为这些药物的使用会增加运动失调的发生率。为减少药物的副反应，非典型精神松弛剂的应用越来越广泛，因为其在治疗躁动、易怒、攻击、自伤行为、严重的怒气迸发有明显疗效。利哌立酮和阿立哌唑已被美国食品和药物管理局批准用于治疗孤独症伴激惹征。适当剂量的兴奋剂对治疗多动和冲动有效。α-肾上腺素能激动剂可用来减轻过度兴奋、多动、冲动行为以及重复行为，但稳定情绪的作用有限。

多数孤独症患儿成年后仍然有孤独症症状，无论他们的智能状况如何，成年后的独立生活、工作、社交关系以及心理健康仍是他们必须面临的问题。具有一定交流能力的患儿成人后能够参加工作，过上自给自足的生活。另一些患儿仍然需要依靠家庭或家庭以外的辅助机构来生活。因为早期发现和诊断，密集的训练可以提高患儿的语言和社交能力，而延迟的诊断和治疗则带来不良的预后。具有高功能区、实用性语言能力和少的古怪行为的患儿其预后会更好。随着年龄增长有些患儿的症状会有所改变，但惊厥发作或自伤行为会更常见。常见药物见表12-1。

表 12-1 针对靶症状或孤独症谱系障碍共患病的药物治疗

靶症候群	可能存在的共患病	选择性药物治疗
重复、刻板行为、强迫症	强迫症、刻板运动障碍	选择性5-羟色胺再摄取抑制剂：氟西汀、氟伏沙明、西酞普兰、依他普仑、帕罗西汀、舍曲林
多动、冲动、注意力缺陷	注意力缺陷/多动障碍	兴奋剂：哌醋甲酯、右旋安非他命、复方苯丙胺、托莫西汀 非典型抗精神病药物：利培酮、阿立哌唑、奥氮平、喹硫平、齐拉西酮、 α_2-激动剂：可乐定、胍法辛 情绪稳定剂：左乙拉西坦、托吡酯、丙戊酸 选择性5-羟色胺再摄取抑制剂：氟西汀、氟伏沙明、西酞普兰、依他普仑、帕罗西汀、舍曲林 β-阻滞剂：普萘洛尔、纳多洛尔、美托洛尔、吲哚洛尔
睡眠障碍	睡眠昼夜节律障碍，睡眠障碍未分类型	褪黑激素：雷美尔通， 抗阻胺药：苯海拉明、安泰乐 α_2-激动剂：可乐定、胍法辛、米氮平
焦虑	广泛性焦虑症、焦虑症未分类型	选择性5-羟色胺再摄取抑制剂：氟西汀、氟伏沙明、西酞普兰、依他普仑、帕罗西汀、舍曲林、丁螺环酮、米氮平

续表

靶症候群	可能存在的共患病	选择性药物治疗
抑郁表现：社交退缩、易激惹、悲伤、喊读、活力降低、厌食症、体重下降、睡眠障碍	严重抑郁障碍、抑郁障碍未分类型	选择性5-羟色胺再摄取抑制剂：氟西汀、氟伏沙明、西酞普兰、依他普仑、帕罗西汀、舍曲林、米氮平
双极表型：发怒与欣快的周期性循环、睡眠减少、躁狂样多动、易激惹、攻击、自伤、性行为	双极障碍、双极障碍未分类型	抗惊厥情绪稳定药：卡马西平、加巴喷丁、拉莫三嗪、奥卡西平、托吡酯、丙戊酸

孤独症的药物治疗是针对其并发症的治疗，通常还没有针对孤独症病因的药物治疗。目前所使用的针对症状的药物大多是精神科药物，要在精神专科医师的指导下使用。

参 考 文 献

[1] 陈艳妮. 孤独症诊断与康复. 西安：第四军医大学出版社，2007

[2] 桑德伯格（美）. 语言行为里程碑评估及安置程序. 黄伟合，李丹，译. 北京：北京大学医学出版社，2014

[3] 布卢玛（美）. 波特奇早期教育方法. 苗淑新，译. 北京：人民教育出版社，1992

[4] 兰德雷斯（美）. 游戏治疗. 干瑢，译. 北京：高等教育出版社，2007

[5] 甄岳来，李忠忱. 孤独症社会融合教育. 北京：中国妇女出版社，2010

[6] 英格索尔（美）. 自闭症儿童社交游戏训练. 郑铮，译. 北京：中国轻工业出版社，2012

[7] 罗伯特·凯格尔（美）. 孤独症谱系障碍儿童关键反应训练掌中宝. 胡晓毅，王勉，译. 北京：华夏出版社，2015

[8] 温（Wing L.）（英）. 孤独症谱系障碍儿童家长及专业人员指南. 孙敦科，译. 北京：华夏出版社，2013

[9] 北京星星雨教育研究所. 星星雨通讯. 2002—2003年合刊

附　　录

附录一　改良婴幼儿孤独症量表

请按照你孩子平常的状况回答下列问题。尽量每个问题都回答。如果某种行为很少出现（例如：你看过一两次），请以孩子没有做过来作答。

1. 你的孩子喜欢你摇他或是把他放在你的膝盖上等等之类的事吗？　　　　　　　　　　　　　　　　　　　　　□是　□否
2. 你的孩子对其他孩子有兴趣吗？　□是　□否
3. 你的孩子喜欢爬东西，像上楼梯吗？　□是　□否
4. 你的孩子喜欢玩捉迷藏吗？　□是　□否
5. 你的孩子会假装，例如，假装讲电话或照顾洋娃娃，或假装其他事情吗？　□是　□否
6. 你的孩子曾用食指指着东西，要求要某样东西吗？　□是　□否
7. 你的孩子曾用食指指着东西，表示对某样东西有兴趣吗？　　　　　　　　　　　　　　　　　　　　　　　　□是　□否
8. 你的孩子会正确玩小玩具（例如车子或积木），而不是只把它们放在嘴里、随便乱动或是把它们丢掉？　□是　□否
9. 你的孩子曾经拿东西给你（家长）看吗？　□是　□否
10. 你的孩子会注意看着你的眼睛超过一两秒钟吗？　□是　□否

11. 你的孩子曾对声音过分敏感吗？（例如捂住耳朵） ☐是 ☐否
12. 你的孩子看着你的脸或是你的微笑时会以微笑响应吗？
 ☐是 ☐否
13. 你的孩子会模仿你吗？（例如：你扮个鬼脸，你的孩子会模仿吗？） ☐是 ☐否
14. 你的孩子听到别人叫他（她）的名字时，他（她）会回应吗？ ☐是 ☐否
15. 如果你指着房间另一头的玩具，你的孩子会看那个玩具吗？
 ☐是 ☐否
16. 你的孩子走路吗？ ☐是 ☐否
17. 你的孩子会看你正在看的东西吗？ ☐是 ☐否
18. 你的孩子会在他（她）的脸附近做出一些不寻常的手指头动作吗？ ☐是 ☐否
19. 你的孩子会设法吸引你看他（她）自己的活动吗？ ☐是 ☐否
20. 你是否曾经怀疑你的孩子听力有问题？ ☐是 ☐否
21. 你的孩子能理解别人说的话吗？ ☐是 ☐否
22. 你的孩子有时候会两眼失焦或是没有目的地逛来逛去吗？
 ☐是 ☐否
23. 你的孩子碰到不熟悉的事物时会看着你的脸，看看你的反应吗？
 ☐是 ☐否

附录二　儿童孤独症家长评定量表

孤独症行为检核表（autism behavior checklist，ABC）。本量表由 Krug（1978）编制，共列出孤独症儿童的行为症状表现57项，每项选择是与否的回答，对"是"的回答，按各项负荷分别给予1、2、3、4的评分。原作者研究提出筛查界限分为53分，而诊断分为67分以上，其阳性符合可达85%，两位评分者间一致性相关系数为0.94，同一评分者先后评定的一致性为0.95，本表由家长或抚养人使用。

1. 喜欢长时间的自身旋转。
2. 学会做一件简单的事，但是很快就"忘记"。
3. 经常没有接触环境或进行交往的要求。
4. 往往不能接受简单的指令（如坐下、来这儿等）。
5. 不会玩玩具等（如没完没了地转动或乱扔、揉等）。
6. 视觉辨别能力差（如对一种物体的特征——大小、颜色或位置等的辨别能力差等）。
7. 无交往性微笑（无社交性微笑，即不会与人点头、招呼、微笑）。
8. 代词运用的颠倒或混乱（如把"你"说成"我"等等）。
9. 长时间的总拿着某件东西。
10. 似乎不在听人说话，以致怀疑他（她）有听力问题。
11. 说话无抑扬顿挫，无节奏。
12. 长时间的摇摆身体。
13. 要去拿什么东西，但又不是身体所能到达的地方（即自身与物体距离估计不足）。

14. 对环境和日常生活规律的改变产生强烈反应。

15. 当他和其他人在一起时，对呼唤他的名字无反应。

16. 经常做出前冲、旋转、脚尖行走、手指轻掐轻弹等动作。

17. 对其他人的面部表情或情感没有反应。

18. 说话时很少用"是"或"我"等词。

19. 有某一方面的特殊能力，似乎与智力低下不相符。

20. 不能执行简单的含有介词语句的指令（如把球放在盒子上或把球放在盒子里）。

21. 有时对很大的声音不产生吃惊的反应（可能让人想到儿童是聋子）。

22. 经常拍打手。

23. 发大脾气或经常发点脾气。

24. 主动回避与别人进行眼光接触。

25. 拒绝别人接触或拥抱。

26. 有时对很痛苦的刺激如摔伤、割破或注射不引起反应。

27. 身体表现很僵硬很难抱住（如打挺）。

28. 当抱着他时，感到他肌肉松弛（即他不紧贴着抱他的人）。

29. 以姿势、手势表示所渴望得到的东西（而不倾向用语言表示）。

30. 常用脚尖走路。

31. 用咬人、撞人、踢人等来伤害他人。

32. 不断地重复短句。

33. 游戏时不模仿其他儿童。

34. 当强光直接照射眼睛时常常不眨眼。

35. 以撞头、咬手等行为来自伤。

36. 想要什么东西不能等待（一想要什么就马上要得到什么）。

37. 不能指出5个以上物体的名称（注：能指出则勾"0"，一个也不能则勾"4"）。

38. 不能发展任何友谊（不会和小朋友来往交朋友）。

39. 有许多声音的时候常常盖着耳朵。

40. 经常旋转碰撞物体。

41. 在训练大小便方面有困难（不会控制大小便）。

42. 一天只能提出5个以内的要求（注：达到或超过5个则勾"0"，一个不会提则勾"4"）。

43. 经常受到惊吓或非常焦虑、不安。

44. 在正常光线下斜眼、闭眼、皱眉。

45. 不是经常帮助的话，不会自己给自己穿衣。

46. 一遍一遍地重复一些声音或词。

47. 瞪着眼看人，好像要"看穿"似的。

48. 重复别人的问话和回答。

49. 经常不能意识所处的环境，并且可能对危险情况不在意。

50. 特别喜欢摆弄并着迷于单调的东西或游戏、活动等（如来回的走或跑、没完没了地蹦、跳、拍敲）。

51. 对周围东西喜欢触摸、嗅和（或）尝。

52. 对生人常无视觉反应（对来人不看）。

53. 纠缠在一些复杂的仪式行为上，就像魔圈内（如走路一定要走一定的路线，饭前或睡前或干什么以前一定要把什么东西摆在什么地方或做什么动作，否则就不睡、不吃等）。

54. 经常毁坏东西（如玩具，家里的一切用具很快就被弄破了）。

55. 在两岁半以前就发现这儿童发育延迟。

56. 在日常生活中至今仅会用15个但又不超过30个短句来进行交往（注：达到30句则"0"，不到15句则勾"4"）。

57. 长期凝视一个地方（呆呆地看一处）该儿童还有什么其他的问题请详述。

附录三 儿童孤独症评定量表

儿童孤独症评定量表（childhood autism rating scale，CARS）由 Schoplen（1980）编制，是由 15 项内容组成，由检者使用的评定量表。本量表每项按 1~4 级评分，总分大于或等于 30 分可诊断为孤独症，少于 36 分时则为轻 - 中度孤独症，总分达到或大于 36 分时为严重孤独症。

一、人际关系

1分 与年龄相当：与年龄相符的害羞、自卫及表示不同意。

2分 轻度异常：缺乏一些眼光接触，不愿意，回避，过分害羞，对检查者反应有轻度缺陷。

3分 中度异常：回避人，要使劲打扰他才能得到反应。

4分 严重异常：强烈地回避，儿童对检查者很少反应，只有检查者强烈地干扰，才能产生反应。

二、模仿（词和动作）

1分 与年龄相当：与年龄相符的模仿。

2分 轻度异常：大部分时间都模仿，有时激动，有时延缓。

3分 中度异常：在检查者极大的要求下有时模仿。

4分 重度异常：很少用语言或运动模仿他人。

三、情感反应

1分 与年龄相当：与年龄、情境相适应的情感反应——愉快不愉快，以及兴趣，通过面部表情姿势的变化来表达。

2分 轻度异常：对不同的情感刺激有些缺乏相应的反应，情感可能受限或过分。

3分 中度异常：不适当的情感的示意，反应相当受限或过分，或往往与刺激无关。

4分 严重异常：极刻板的情感反应，对检查者坚持改变的情境很少产生适当的反应。

四、躯体运用能力

1分 与年龄相当：与年龄相适应的利用和意识。

2分 轻度异常：躯体运用方面有点特殊——某些刻板运动，笨拙，缺乏协调性。

3分 中度异常：有中度特殊的手指或身体姿势功能失调的征象，摇动旋转，手指摆动，脚尖走。

4分 重度异常：如上述所描述的严重而广泛地发生。

五、与非生命物体的关系

1分 与年龄相当：适合年龄的兴趣运用和探索。

2分 轻度异常：轻度的对东西缺乏或不适当地使用物体，像婴儿一样咬东西，猛敲东西，或者迷恋于物体发出的吱吱叫声或不停地开灯、关灯。

3分 中度异常：对多数物体缺乏兴趣或表现有些特别，如重复转动某件物体，反复用手指尖捏起东西，旋转轮子或对某部分着迷。

4分 严重异常：严重的对物体的不适当的兴趣，使用和探究，如上边发生的情况频繁地发生，很难使儿童分心。

六、对环境变化的适应

- **1分** 与年龄相当：对改变产生与年龄相适应的反应。
- **2分** 轻度异常：对环境改变产生某些反应，倾向维持某一物体活动或坚持相同的反应形式。
- **3分** 中度异常：对环境改变出现烦躁、沮丧的征象，当干扰他时很难被吸引过来。
- **4分** 严重异常：对改变产生严重的反应，假如坚持把环境的变化强加给他，儿童可能逃跑。

七、视觉反应

- **1分** 与年龄相当：适合年龄的视觉反应，与其他感觉系统是整合方式。
- **2分** 轻度异常：有时必须提醒儿童去注意物体，有时全神贯注于"镜像"，有的回避眼光接触，有的凝视空间，有的着迷于灯光。
- **3分** 中度异常：经常要提醒他们正在干什么，喜欢观看光亮的物体，即使强迫他，也只有很少的眼光接触，盯着看人，或凝视空间。
- **4分** 重度异常：对物体和人的广泛严重的视觉回避，着迷于使用"余光"。

八、听觉反应

- **1分** 与年龄相当：适合年龄的听觉反应。
- **2分** 轻度异常：对听觉刺激或某些特殊声音缺乏一些反应，反应可能延迟，有时必须重复声音刺激，有时对大的声音敏感，或对此声音分心。

3分 中度异常：对听觉不构成反应，或必须重复数次刺激才产生反□，或对某些声音敏感（如很容易受惊，捂上耳朵等）。

4分 重度异常：对声音全面回避，对声音类型不加注意或极度敏感。

九、近处感觉反应

1分 与年龄相当：对疼痛产生适当强度的反应，正常触觉和嗅觉。

2分 轻度异常：对疼痛或轻度触碰，气味、味道等有点缺乏适当的反应，有时出现一些婴儿吸吮物体的表现。

3分 中度异常：对疼痛或意外伤害缺乏反应，比较集中于触觉、嗅觉、味觉。

4分 严重异常：过度的集中于触觉的探究感觉而不是功能的作用（吸吮、舔或摩擦），完全忽视疼痛或过分地作出反应。

十、焦虑反应

1分 与年龄相当：对情境产生与年龄相适应的反应，并且反应无延长。

2分 轻度异常：轻度焦虑反应。

3分 中度异常：中度焦虑反应。

4分 严重异常：严重的焦虑反应，可能儿童在会见的一段时间内不能坐下，或很害怕，或退缩等。

十一、语言交流

1分 与年龄相当：适合年龄的语言。

2分 轻度异常：语言迟钝，多数语言有意义，但有一点模仿语言。

3分 中度异常：缺乏语言或有意义的语言与不适当的语言相混淆（模口言语或莫名其妙的话）。

4分 严重异常：严重的不正常言语，实质上缺乏可理解的语言或运用特殊的离奇的语言。

十二、非语言交流

1分 与年龄相当：与年龄相符的非语言性交流。

2分 轻度异常：非语言交流迟钝，交往仅为简单的或含糊的反应，如指出或去取他想要的东西。

3分 中度异常：缺乏非语言交往，儿童不会利用或对非语言的交往作出反应。

4分 严重异常：特别古怪的和不可理解的非语言的交往。

十三、活动很大

1分 与年龄相当：正常活动水平——不多动亦不少动。

2分 轻度异常：轻度不安静或有轻度活动缓慢，但一般可控制。

3分 中度异常：活动相当多，并且控制其活动量有困难，或者相当不活动或运动缓慢，检查者很频繁地控制或以极大努力才能得到反应。

4分 严重异常：极不正常的活动水平，要么是不停，要么是冷淡的，很难得到儿童对任何事件的反应，差不多不断地需要大人控制。

十四、智力功能

1分 与年龄相当：正常智力功能——无迟钝的证据。

2分 轻度异常：轻度智力低下——技能低下表现在各个领域。

3分 中度异常：中度智力低下——某些技能明显迟钝，其他的技能接近年龄水平。

4分 严重异常：智力功能严重障碍——某些技能表现迟钝，另外一些技能在年龄水平以上或不寻常。

十五、总的印象

1分 与年龄相当：不是孤独症。
2分 轻度异常：轻微的或轻度孤独症。
3分 中度异常：孤独症的中度征象。
4分 严重异常：非常多的孤独症征象。

附录四　儿童适应行为评定量表

填表须知：仔细阅读下列题目，在符合的选项后划"√"，不能有空项。（注意：题目有单选和多选，单选只能选择最符合的一项，多选至少选一项。此表有城市和农村之分，如为城市人口，顺序填写下列表格，如为农村人口，则遇到带"※"者，请填写。）

本表适于3~12岁儿童，主要通过评定儿童适应性为诊断和筛选智力低下。分8个分量表，其中等级项目是按儿童的发展水平从高到低以此赋予分值，从0分开始每项增加1分，正性平行项目完成1项给1分，负性平行项目所得的分值要用该项目的总条目数减去（每完成1项记1分）。

编号	题　　目	选项
一	感觉运动	
1	视觉（在矫正后）（单选）	
	看东西没有困难	

续表

编号	题　目	选项
	看东西有点困难	
	看东西有很大困难	
	没有视力	
2	听觉（在矫正后）（单选）	
	听没有困难	
	听有点困难	
	听有很大困难	
	没有听力	
3	肢体运动（多选）	
	右上肢使用好	
	左上肢使用好	
	右下肢使用好	
	左下肢使用好	
4	双手控制能力（多选）	
	双手能抓住一个篮球或排球	
	手举过肩能投球	
	单手能抓住杯子	
	能用大拇指和其他手指抓握	
5	走和跑（多选）	
	能自己行走	
	能自己上楼梯	
	跑步很少摔跤	
	能跨、蹦或跳	
	能自己双脚交替步行下楼	
6	身体平衡（单选）	
	要求用脚尖站立可达10秒钟以上	
	要求用脚尖站立可达2秒钟以上	
	双脚站立不要扶	
	站立要扶	

续表

编号	题　目	选项
	坐不要扶	
	坐不稳或只能卧位	
二	生活自理	
1	饮水（单选）	
	单手拿杯子喝水时无溅出	
	不需帮助能熟练地从碗里或杯里喝水	
	不需帮助能从碗里或杯里喝水，但大量溅出	
	不给予帮助则不能从碗里或杯里喝水	
2	餐具使用技巧（单选）	
	正确和熟练地使用筷子和调羹	
	能用筷子夹起和传递食物	
	能用筷子进食，溅出很少	
	能用筷子进食，溅出很多	
	能较熟练地使用调羹	
	只能用调羹进食，溅出很多	
	用手抓食或必须喂	
3	排便训练（单选）	
	大小便从来不出问题（如尿床、尿裤或排便地点不恰当）	
	白天大小便从来不出问题	
	白天大小便偶尔出问题	
	白天大小便频繁出问题	
	白天、晚上大小便均出问题	
4	排便自理能力（多选）	
	大小便时自己脱裤子	
	自己蹲（坐）茅坑（坐便器）	
	正确使用手纸	
	便后自己穿上裤子、衣服等	
5	穿衣服（单选）	
	自己能穿各种季节的衣服	

续表

编号	题目	选项
	稍加提醒后自己能穿各种季节的衣服	
	在提醒下自己能穿夏季衣服，自己扣拉链、扣子等	
	在帮助下东拉西扯地穿所有衣服	
	被穿衣服时能伸手伸脚，给予配合	
	完全靠别人穿衣服	
6	脱衣服（单选）	
	自己能脱各种季节的衣服	
	稍加提醒后自己能脱各种季节的衣服	
	在提醒下自己能脱简单的衣服，自己解拉链、扣子等	
	在帮助下解、脱大多数衣服	
	被脱衣服时能伸手伸脚，给予配合	
	完全靠别人脱衣服	
7	穿鞋和脱鞋（多选）	
	穿鞋左右正确	
	自己系鞋带	
	自己解鞋带	
	自己脱鞋	
8	洗手洗脸（单选）	
	完全自己洗手洗脸，洗得干净（打水、洗、使用肥皂等）	
	自己能洗手洗脸，拧干毛巾	
	自己能用清水洗手	
	自己能擦手、脸	
	完全靠别人洗擦手、脸	
9	洗澡（单选）	
	自己准备和完成洗澡	
	不需提醒和帮助、自己擦洗整个身体	
	在提醒下能恰当地洗擦整个身体	
	在帮助下自己可擦洗部分身体	
	洗澡时能试着自己打肥皂	

续表

编号	题　目	选项
	别人帮助洗澡时能合作	
	完全靠别人洗擦身体	
10	综合能力（多选）	
	睡觉前主动上床和自己盖被子	
	自己能整理床铺	
	自己能处理简单外伤（如包扎割破的手指等）	
三	语言发展	
1	发音清晰度（多选）	
	讲话声低、弱、耳语或难听到	
	讲话缓慢、拖拉或吃力	
	讲话急骤、加速或突促	
	讲话停顿、吞吐或其他不正常中断	
2	理解指导语（多选）	
	能理解前后上下左右这类方向位置的指导语	
	能理解先做什么、后做什么这类顺序指导语	
	能理解做不做、去不去这类需要决定的指导语	
3	计数（单选）	
	能做十位数加、减法（如 64－46 =？）	
	能计数 10 个以上的物体或进行个位数加减法	
	能按顺序数到 10	
	能念"1...2"而计数两个物体	
	能区别"多"和"少"	
	完全不理解数的概念	
4	复合句（单选）	
	能用"虽然...所以""虽然...但是"等构成复杂句	
	能用"为什么"、"怎么"、"什么"等词提出问题	
	只能讲简单句子	
	只能讲一些原始短句或词	

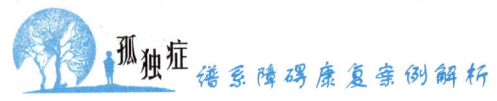

续表

编号	题　目	选项
5	对话（多选）	
	能讲"请""谢谢"这类礼貌语	
	能向来访客人交谈家人去向或问清来访事由	
	能和别人谈论和辨别某些事情，如体育、家庭、集体生活等	
6	词的使用（单选）	
	能比较准确地用词描述一件完整事件	
	描述事物时，能讲人、物名称	
	能讲熟悉的人与物的名称	
	能讲几个简单的词，如爸爸、妈妈、饭、菜等	
	无语词或几乎无语词	
7	书写（单选）	
	作文、书信恰当，可以理解	
	能书写短小纸条或记日记（100个字以上）	
	能书写50个字以上的短语	
	能书写10字以上的句子	
	能书写自己的姓名	
	不能或几乎不能书写	
8	阅读（单选）	
	能阅读一般小说、文章（初中程度）	
	能阅读故事情节不复杂的小说或文章（小学高年级程度）	
	能阅读简单故事、笑话或连环画文字解释	
	能阅读数种当地公共场所的标牌，如"男厕所"等	
	能识少数字和挑读10个以上正楷字	
	识字少于10个或不识字	
9	综合语言功能（多选）	
	讲得通道理	
	别人讲话时有恰当的反应	
	谈吐一般合情理	

续表

编号	题　目	选项
	娱乐性地读一些书、报或杂志	
	几乎没有困难地复述一个故事	
	能正确地填写就业、升学等表格里主要项目	
四、	个人取向	
1	注意力（单选）	
	能集中注意有目的活动如游戏、听课或阅读等达到15分钟以上	
	能集中注意有目的活动至少15分钟	
	能集中注意有目的活动至少10分钟	
	能集中注意有目的活动至少5分钟	
	能集中注意有目的活动不足5分钟	
2	始动性（单选）	
	主动发起大多数自己的活动，如游戏、劳动等	
	经常询问有什么事可做或关心周围所发生的事情	
	只要被要求、愿意参加活动	
	对指定活动不合作，如乱丢玩具或无所事事	
3	被动性（多选）	
	做事被动	
	没有大的愿望	
	对事物没有兴趣	
	由于浪费时间而经常不能按时完成任务	
	不必要地依赖他人的帮助	
	行动迟缓拖拉	
4	持久性（多选）	
	做事容易灰心丧气、难以持久	
	容易从一项活动变到另一项活动	
	完成认为需要持续鼓励或督促	
5	业余活动（单选）	

续表

编号	题　目	选项
	业余活动组织较复杂，如外出体育比赛、文艺汇演等	
	有类似绘画、绣花、集邮、钓鱼、下棋或打扑克等爱好	
	有如看电影、电视或听歌等组织简单的业余活动	
	无业余活动	
6	就餐习惯（多选）	
	狼吞虎咽	
	饮食无节制，如吃得过饱、贪吃等	
	食物撒在地板或饭桌上	
	偏食、挑食	
	从别人碗里拿食物	
	吃东西太快或太慢	
	用手玩弄食物	
	碗里经常剩下饭菜	
7	卫生习惯（多选）	
	身上发出令人不快的气味	
	自己经常不主动换内衣	
	如果不注意或不提醒、身上经常很脏	
	一般自己不剪指甲	
8	更衣习惯（多选）	
	自己不能根据当地习惯恰当选择衣着	
	衣着完全不分场合	
	自己不主动按气候变化更换衣着	
9	衣服管理习惯（多选）	
	把鞋子放在恰当的地方	
	把衣物整齐地放在衣柜或箱子里	
	不需提醒，自己能拍打衣服上的灰尘或擦去鞋子上的灰尘	
	不需提醒，衣服脏了自己换下来	
	不需提醒，把脱下来的衣服挂起来或放在恰当的地方	
10	学习与劳动习惯（多选）	

附 录

续表

编号	题　目	选项
	粗心大意、工作马虎	
	不爱惜工具	
	拖拉、时做时停	
	不经常鼓励便不能完成任务	
	无明显理由迟到、早退或缺席	
	对所吩咐的工作经常抱怨、发牢骚	
五	社会责任	
1	和他人交往（单选）	
	在集体活动中主动和别人交往，相处融洽	
	能与别人有短时间的交往，如交换玩具、显示自己的物品等	
	当亲人在场时，被动地对别人交往要求做出反应	
	对别人没有反应	
2	集体活动（单选）	
	发起集体活动（领导及组织）	
	自发地、积极地参与集体活动（主动参加者）	
	如果被鼓动，则能参与集体活动（被动参与者）	
	不参与集体活动	
3	助人（单选）	
	经常主动帮助别人	
	如果被请求，则愿意帮助别人	
	从不帮助别人	
4	自私（多选）	
	不遵守集体活动规则，如拒绝排队等	
	不愿和别人分享食物、玩具等	
	如果不合其意，则发怒、生气等	
	一般不愿意帮助别人	
5	了解别人（多选）	
	了解家里人如姓名、年龄、职业等	

续表

编号	题目	选项
	除家里人外，还认识别人（三人以上）	
	知道周围人（如邻居）的名字（三人以上）	
	知道所认识的人的一些情况如职业、地址等	
	知道不常遇见的人的名字（两人以上）	
6	一般责任感（单选）	
	承担很大责任，做事特别努力，总是参加指定活动	
	为承担责任做了努力，有理由肯定能参加指定活动	
	不努力承担责任，不能肯定能够参加指定活动	
	不承担责任，不能参加任何指定活动	
7	社会成熟（多选）	
	过分熟悉陌生人	
	惧怕陌生人	
	为交朋友可做任何事	
	经常牵着别人的手或挽着别人的肘	
8	保管个人物品（单选）	
	总是照顾个人物品，而且非常可靠	
	经常照顾个人物品，而且一般可靠	
	很少照顾个人物品，而且不太可靠	
	不照顾个人物品，没有责任心	
9	替别人着想（多选）	
	显得对别人的事情有兴趣	
	照看别人的物品、小孩等	
	需要时指导和管理别人的事情	
	能体谅家里人或周围人的心情	
六	时空定向	
1	外出（单选）	
	自己可以往返于近街或近村	
	自己可以往返于同街或同村	
	自己可以到邻近家串门	

续表

编号	题　目	选项
	只要出家门就迷路	
2	时间概念（多选）	
	看钟表说出时间（准确到分钟）	
	※ 知道现在是何年何月（农历也可以）	
	懂得时间隔，如"3 点半到 4 点半"	
	※ 知道当地主要农作物栽种季节	
	懂得时间不同表示法，如"9：45"是"10 点差一刻"	
	※ 看表说出时间（不相差 5 分钟）	
	能根据周围人物或动物活动估计时间	
	※ 能根据周围人物或动物活动估计时间	
	能根据天气估计时间（如：太阳、月亮等）	
	※ 能根据天气估计时间（如：太阳、月亮等）	
3	公共交通（多选）	
	自己能利用简单交通工具（如自行车）到达目的地	
	※ 能单独利用常用交通工具到达目的地，如牛车、马车、拖拉机等	
	可单独乘直达车（地铁、公共汽车或出租车）到达目的地	
	※ 能单独乘坐班车（不换车）	
	能单独乘坐多次换乘的汽车、火车或轮船外出旅行	
	※ 能单独乘坐需换程的班车去外地旅行	
4	综合定向功能（多选）	
	能单独上街或赶集而不迷路	
	能单独上学	
	能去邮局发信和购邮票	
	能去附近医院、诊所或找到医生家里	
	可单独去当地娱乐场所如电影院、体育场等	
七	劳动技能	
1	准备就餐（单选）	

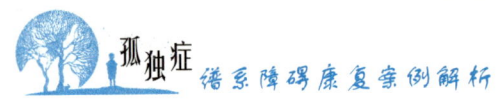

续表

编号	题目	选项
	就餐前能做好全部准备	
	就餐前能盛饭上菜	
	就餐前能准备碗筷	
	就餐前什么事都不做	
2	房间卫生（单选）	
	能很好地打扫房间，如扫地、抹家具或整理房间等	
	能打扫房间，但不彻底	
	不打扫房间	
3	一般家务（多选）	
	碗碟洗得好	
	床铺得整齐	
	需要时能帮助做家务	
	常规做家务	
4	洗、折衣服（多选）	
	能洗像手帕这样的小东西	
	能洗衣服	
	经常折叠衣服	
	有时能熨衣服	
5	洗餐具（单选）	
	能洗易破碎的餐具并且洗得很干净	
	能洗不易破碎的餐具	
	不洗餐具	
6	做饭菜（单选）	
	可制作一份完整的可口饭菜	
	可做一些简单的食物，如炒鸡蛋或煮饭等	
	可准备一些不用炒或煮的食物，如冷饭熟食等	
	不能准备任何食物	
7	职业工作（单选）	

续表

编号	题目	选项
	能从事需要机器的工作，如车间或缝纫等	
	※ 能管理自己的田间生产	
	会修理简单的家具电器，如自行车、木器等	
	※ 能从事一般的田间劳动，例如插秧、收割等	
	能用小刀削去水果或蔬菜皮	
	※ 能用刀子切菜、切猪草等	
	自己会烧水沏茶	
	※ 自己会烧水沏茶	
	会使用煤气、煤（柴）灶或电炉烧水	
	※ 会一些简单的劳动，如放牛、打猪草等	
	能从事搬运、拖地板、倒垃圾等简单工作	
	※ 放少量鸡、鸭等	
	不能从事任何工作	
	※ 不能从事任何工作	
八	经济活动	
1	差遣（单选）	
	自己能上商店选购各种日用品	
	不用仔细交代，能完成简单购物任务	
	要仔细交代，才能完成简单任务	
	不能接受购物差遣	
2	钱管理（单选）	
	能单独去银行办理存、取款手续，一般不出差错	
	能单独上街购物，知道正确地找零钱	
	能识别常用的几种图案的纸币和硬币，知道面值大小	
	在关照下能购物，但不知道找零钱	
	不使用钱	
3	购物技巧（单选）	
	能购买所有自己的衣服	
	能购买自己衣服的大多数附属品	

续表

编号	题　　目	选项
	自己只能买一些小东西，如糖果、饮料等	
	稍微关照下便能购物	
	密切关照下能购物	
	自己不能购物	
4	理财技能（多选）	
	为了某一目的，能保存钱和纪念币	
	花钱有计划	
	能控制自己的主要花费	
	自己能正确地结算车、船、伙食费等	